D0864819

Hoffmann, Alexander, 1947-
    Tinnitus : Causas y tratamiento del ruido en los oídos / Alexander Hoffmann, Michelle Markus ; traductor Camilo Gómez von Rodeck. -- Editora Mireya Fonseca Leal. -- Bogotá : Panamericana Editorial, 2014.
    148 páginas : ilustraciones ; 23 cm.
    ISBN 978-958-30-4592-9
    1. Tinnitus - Diagnóstico y tratamiento 2. Trastornos de la audición
3. Enfermedades de los oídos 4. Ruido I. Markus, Michelle
II. Gómez von Rodeck, Camilo, traductor III. Fonseca Leal, Raquel Mireya, editora
IV. Tít.
617.8 cd 21 ed.
A1462399

    CEP-Banco de la República-Biblioteca Luis Ángel Arango

Alexander Hoffmann
Michelle Markus

TINNITUS
(ACÚFENO)
Causas y tratamiento del ruido en los oídos

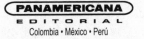
PANAMERICANA
E D I T O R I A L
Colombia • México • Perú

Primera edición en Panamericana Editorial Ltda.,
enero de 2015

Titulo original: *Tinnitus*

© 2009 humboldt

© 2014 Panamericana Editorial Ltda.,
de la traducción al español

Calle 12 No. 34-30. Tel.: (57 1) 3649000

Fax: (57 1) 2373805

www.panamericanaeditorial.com

Bogotá D. C., Colombia

Editor

Panamericana Editorial Ltda.

Edición

Mireya Fonseca Leal

Traducción del alemán

Camilo Gómez von Rodeck

Diagramación

Diego Martínez Celis

Foto de carátula

© Aaron Amat - Fotolia.com

ISBN: 978-958-30-4592-9

Impreso por Panamericana Formas e Impresos S. A.

Calle 65 No. 95-28. Tels.: (57 1) 4302110 - 4300355

Fax: (57 1) 2763008

Bogotá D. C., Colombia

Quien solo actúa como impresor.

Impreso en Colombia - *Printed in Colombia*

CONTENIDO

PREFACIO

Timbra y silba, pita y martillea, gruñe y pía… Mucha gente padece de ruido en los oídos. Los médicos denominan este síndrome tinnitus, del latín *tinnitus aurium*, "el timbrar de los oídos". Según diversos cálculos, solo en Alemania hay entre 1.5 y 3 millones de personas que padecen del permanente y fastidioso sonido en su cabeza; año tras año aumenta este número en 300 000 nuevos casos. Otras estadísticas hablan de 10 a 20 % de la población afectada de tinnitus, también denominado *acúfeno*. Casi 40 % de estas personas han experimentado, por lo menos una vez, un sonido de este tipo en sus oídos; por fortuna, en 65 % de los casos se llega a una recuperación espontánea, aunque otros se afectan gravemente. De forma crónica, el acúfeno puede llegar a agobiar tanto que la persona se desespera y hasta teme enloquecerse. A la gran mayoría la tortura un silbido agudo; a otros, un gruñido. El tono no es controlable, puede estar ahí permanentemente, o viene y se va en cualquier momento. El ruido aparece en uno u otro oído y, en ocasiones, en ambos oídos al mismo tiempo; en otros casos, el sonido parece provenir del centro de la cabeza. En el acúfeno objetivo, la enfermedad es físicamente medible, a diferencia del acúfeno subjetivo que no puede registrarse en aparatos externos: el afectado está solo con su enfermedad, pues únicamente él puede escuchar los ruidos en el oído, también denominados *dolor fantasma del cerebro*. El mayor sufrimiento lo padecen 400 000 personas que sufren de acúfeno crónico, el cual puede ser tan tormentoso que no les permite llevar una vida normal, por cuanto se requiere un tratamiento. Pensando en este último grupo de personas, escribimos este libro que, asimismo, va dirigido a personas que quieran evitar el acúfeno crónico.

Michelle Markus
Alexander Hoffmann

"OIGO ALGO QUE TÚ NO OYES":
USTED NO ES UN CASO EXCEPCIONAL

Durante mucho tiempo, el fenómeno del acúfeno no se tomó en serio por la medicina; apenas a partir de 1990 se generó un cambio de tendencia. En este libro exponemos las causas conocidas y supuestas del acúfeno y bosquejamos las diferentes metodologías de la medicina tradicional y de la medicina alternativa. También explicaremos cómo el afectado puede aprender a manejar el acúfeno, de manera que no sea dominado por este, sino que lo mantenga bajo control.

LO QUE DICEN LAS ESTADÍSTICAS

En cuanto a las cifras, dependemos de los datos provenientes de los Estados Unidos, el Reino Unido y Suecia, porque en estos países se ha estudiado este problema desde antes y con mayor intensidad. Debido a que el acúfeno es una enfermedad que típicamente afecta a los países industrializados, esto permite la generalización de las conclusiones para Alemania.

El acúfeno es una enfermedad típica de los países industrializados.

Las investigaciones realizadas en el extranjero han dado como resultado que, en los países industrializados, un 35-45% de las personas mayores de 17 años han percibido un ruido en el oído alguna vez, sin importar el volumen o la duración. En 15% de los casos, el ruido tuvo una duración mayor de cinco minutos.

Aproximadamente, 8 % de los afectados percibieron una carga en su rutina, así como problemas de sueño generados por el ruido en el oído. En 0.5 % de los casos de afectados, el ruido en el oído generó perjuicios en su estilo de vida, pues era tan fuerte que estas personas sentían que ya no podían llevar su rutina diaria de forma normal: padecían fuertes trastornos de sueño, sentimientos de miedo o depresiones. En estas personas, la enfermedad de acúfeno tiene un carácter autónomo, por tanto, la enfermedad debe tratarse.

Las mujeres padecen de acúfeno con mayor frecuencia que los hombres. Según un estudio británico, la tasa de mujeres afectadas es de 16 %, y la de los hombres, de 13 %. Sin embargo, se puede cuestionar qué tan objetiva es esta diferencia en la realidad; puede ser que las mujeres se ocupen más detenidamente de los trastornos de su salud que los hombres. Por otro lado, fueron más hombres que mujeres quienes acudieron al médico por el acúfeno o solicitaron una cita médica especializada de acúfeno. Eso quiere decir que los hombres se sentían más afectados de acúfeno en su forma de vida que las mujeres.

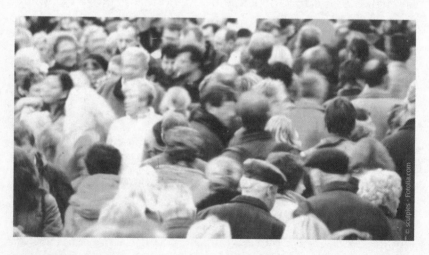

Al menos uno de cada tres adultos ha experimentado ruido alguna vez en sus oídos.

En la mayoría de los casos, el acúfeno aparece en la mediana edad. Se ha registrado una acumulación de casos entre los 45 y los 55 años, intervalo en el que se presentan con más intensidad las consecuencias del estrés laboral, problemas familiares o crisis de la mediana edad. Adicionalmente, influencias dañinas, como el ruido en el lugar de trabajo, se perciben con mayor claridad. Sin embargo, no hay indicio del estatus social que tienen los enfermos de acúfeno; es decir, puede afectar a cualquier persona.

Los datos estadísticos sobre este tema deben manejarse con el debido cuidado. El acúfeno se presenta con mayor frecuencia en la población desempleada, y con menor frecuencia en el grupo de trabajadores independientes, aunque esto no está directamente relacionado con el nivel de educación de los afectados. En otras palabras, un profesor o abogado desempleado corre mayor riesgo de sufrir de ruidos en el oído que un artesano que trabaja independiente. No obstante, los afectados con mayor nivel de educación tienden a buscar ayuda médica con mayor frecuencia. Además, al hacer esta división estadística de los afectados, la porción de mujeres enfermas es mayor que la de los hombres.

Las personas especialmente expuestas a mucho ruido tienden a padecer con mayor frecuencia de acúfeno. Sin embargo, este hecho debe analizarse en relación con la edad de la persona: a mayor edad, mayor riesgo. Si, de forma adicional, la persona tiene que aguantar altos niveles de ruido en su lugar de trabajo, el riesgo de enfermarse se incrementa al doble.

ACÚFENO: NO SE LIMITA A LA ERA MODERNA

La historia cultural y espiritual registra varios ejemplos de personalidades que han sufrido de acúfeno. Martín Lutero (1483-1546) se enfermó de un fuerte zumbido en los oídos y sufrió de mareos a sus 43 años. El zumbido en sus oídos no lo abandonó hasta el día de su muerte y lo atormentaba permanentemente. Así lo describió el reformador en sus palabras estereofónicas: "Es como si soplara con gran impetuosidad en el oído izquierdo y en el cachete izquierdo por completo, como olas del mar, pero no en el interior, sino en el exterior". Durante una charla en una cena, se quejó al respecto: "Nadie me cree cuánto suplicio me causa el mareo, el sonido y el zumbido en los oídos".

Al parecer, el filósofo suizo Jean-Jacques Rousseau (1712-1778) sufrió de una pérdida repentina de la audición a los 52 años, ocasionada por un tormentoso zumbido que perduró incluso hasta el día de su muerte. En su autobiografía relata cómo lo invadió la enfermedad: repentinamente, sintió "un fuerte zumbido en los oídos, como un ruido 3 a 4 veces más fuerte, un zumbido bajo y ahogado, un sonido más claro como el correr del agua, un silbido agudo…".

Un fuerte mal de audición llevó al compositor Ludwig van Beethoven (1770-1827) a la sordera total alrededor de 1819; desde antes de 1800 se evidenciaba este padecimiento. Hay indicios de que también en este caso, durante un tiempo, se trató de acúfeno. Alguna vez se quejó con su amigo de sus oídos, "los cuales zumban y gimen día y noche sin parar. Puedo decir que llevo una vida miserable…".

También Beethoven padeció de la enfermedad de tinnitus.

Un destino trágico similar acechó al compositor checo Bedřich Smetana (1824-1884) quien, en 1874, cuando estaba en el punto culminante de su carrera, tuvo que confrontarse con la sordera. También sufrió de acúfeno y describió su sufrimiento de forma muy precisa. Cuenta que, en un ensayo, de repente notó "que en un oído oía las notas una octava más alta, mientras que el otro oído, y temporalmente, empezó a gemir como si estuviese parado cerca de una fuerte catarata". O se quejaba de "una gritería de voces, que comienza con un suave silbido y aumenta hasta llegar a ser un terrible griterío, como si las furias y todos los malos espíritus me estuviesen acechando…". La causa de su acúfeno, la cual se generó paralelamente a la pérdida de la escucha, fue una sífilis avanzada por la cual falleció en Praga. En el cuarteto de viento n.º 1 en Mi menor, *De mi vida*, hay una parte en la que el segundo violín, la viola y el violonchelo tocan un lúgubre trémolo en tonos muy bajos, mientras que el primer violín entona un Mi en cuatro cuerdas. Este Mi se percibe como un chillido o silbido al ser una nota tan alta frente a las que tocan los demás instrumentos. Expertos de la música opinan que, mediante esta nota, Smetana quiso representar su propio acúfeno agobiante.

Del gran pintor español Francisco de Goya (1746-1828) se supo que a sus 46 años sufrió de una extraña parálisis, al igual que de molestias en la vista y la escucha, relacionadas con el acúfeno. La enfermedad generó un cambio drástico en el arte de Goya, pues pasó a dibujar imágenes fantasiosas aterradoras, las cuales tituló *Los caprichos* o *Soplones*, como alusión a los "soplones del oído".

Si contemplamos el acúfeno de forma más amplia como molestia auditiva, hay muchos personajes de hoy que también se pueden ubicar dentro de esta categoría. Ronald Reagan, presidente de los Estados Unidos de 1980 a 1988, anunció públicamente que sufría de dureza de oído y alentó a otras personas a utilizar un instrumento auditivo. Si se sigue la teoría de los medios de comunicación, la pérdida de audición repentina es consecuencia de directivos de la economía y la política que viven en condiciones de estrés.

El significado de una pérdida repentina de audición apenas se hizo claro para el público con la enfermedad del político Otto Graf Lambsdorff. Una revista de noticias preguntó en 1994: "¿La enfermedad del silbido en los oídos es una enfermedad de administradores?" "Más bien un síndrome de profesores", dijo Gerhard Hesse, director de la Clínica de Acúfeno en Bad Arolsen, en el norte de Hesse, como alusión al alto estrés al que se expone esa categoría profesional en su lugar de trabajo. En cambio, según Dieter Böhmer, de la Clínica Universitaria de Fráncfort, los pacientes de acúfeno provienen de todas las clases sociales:

"Puede afectar desde un consultor de impuestos independiente que vive con una fuerte sobrecarga con 30 empleados y 800 clientes, hasta un pensionado que vive tranquilo". Naturalmente, según Böhmer, esto también incluye a los administradores o banqueros, es decir, personas con niveles de responsabilidad y cargas laborales altísimas.

¿Existe el prototipo de acúfeno?
El prototipo de acúfeno no existe, pues tampoco existe una sintomatología única para el acúfeno. Después de todo, Böhmer considera a muchos de sus pacientes de acúfeno "personas muy activas". Al hablar de muchos afectados de tinnitus, la Deutsche Tinnitus-Liga e.V. (Liga Alemana contra el Tinnitus) habla de "personas exigentes, tanto consigo mismas como con los demás".

Como se ve en personas tan diferentes como Martín Lutero, Beethoven, Goya, Reagan o Lambsdorff, las repentinas pérdidas de audición y el tinnitus han afectado y afectan a muchas personas, con frecuencia a las eminentes. No hay ningún motivo para desesperarse por eso.

SINTOMATOLOGÍA: UNA LIMITACIÓN

El tinnitus tiende a aparecer como un ruido de alta frecuencia, como un tono agudo, que generalmente se parece a un pitido; por el contrario, los tonos graves son menos comunes y, por lo general, causan menos molestia que los altos. Cuando se pregunta por el juicio subjetivo de los tonos, se dice que los afectados clasifican los tonos altos con mayor volumen que los tonos bajos. Adicionalmente, el fenómeno del tinnitus tiene componentes subjetivos en todos sus aspectos: ningún tono es igual a otro, cada uno percibe los sonidos de otra forma. La clasificación uniforme de los sonidos en los oídos se imposibilita debido a esa característica altamente subjetiva. Entonces, ¿cómo se puede delimitar la sintomatología del acúfeno? El fenómeno de tinnitus es muy subjetivo: cada individuo percibe los ruidos de forma diferente.

El tinnitus no es una enfermedad nueva. Esta sintomatología se ha conocido en todas las culturas, ya sea en la antigua Europa o en la vieja medicina naturista india ayurveda. El médico griego Hipócrates, quien nació alrededor de 460 a. C., se ocupó del fenómeno de los sonidos en el oído, como en Roma lo hizo Claudio Galeno (131-200 d. C.).

El término proviene del latín tinnitus, que significa 'timbre' o 'tintineo'. Mientras que en el siglo XIX los médicos hablaban de 'zumbido' o 'tono en el oído', en este siglo se impuso tinnitus como un término válido para todas las percepciones auditivas que no tienen causa externa reconocida.

Incluso en sus escrituras cuneiformes, la medicina asiriobabilónica hablaba de "el cantar de los oídos", pero nunca se consideró una enfermedad, sino un mensaje proveniente de los espíritus y los dioses. Por esta razón, los niños se valoraban especialmente por su capacidad de intuir las profecías, pues se pensaba que los dioses se estaban comunicando a través de los niños. Los griegos hablaban de la "música cósmica", y del emperador Titus se afirmó que tenía un "gusano en la cabeza".

En la historia de la medicina, el fenómeno de los sonidos en los oídos reaparece a lo largo de cientos de años. Tanto el médico y filósofo del islam Avicena (980-1037) como Paracelsus (1493-1541) se dedicaron a esto; este último en su libro *La gran cirugía*, en donde escribió acerca del "zumbido de los oídos" y el "gemido en los oídos".

El primero en intentar una clasificación científica del tinnitus fue Guichard Joseph Duverney (1648-1730). Ya en 1683 supuso correctamente que la causa del fenómeno estaba en el área del cerebro o de los oídos; de este modo, se clasificaron los sonidos según su tipo en sonidos causados por enfermedades del cerebro y otros que estaban relacionados con enfermedades en los oídos. Esta primera clasificación contribuyó a la diferenciación del tinnitus verdadero y el falso, correspondientes hoy día al tinnitus objetivo y subjetivo, respectivamente.

La segunda clasificación científica, hecha en 1801 por Grapengiesser, se basa en la relación del tinnitus con la pérdida de la audición. Se distinguió entre dos categorías: el tinnitus que comienza de forma paralela con la pérdida de la audición y el que no presenta pérdida de audición.

La tercera clasificación, realizada en 1822 por otro francés, Itard, veía el tinnitus como algo más complejo e incluía datos estadísticos. De esta forma, se evidenció que el acúfeno se presenta con mayor frecuencia acompañado de la pérdida de audición que sin ella; además, se registró el hecho de que el tinnitus podía ser una causa y una consecuencia de la pérdida de audición.

En 1977 se desarrollaron los primeros maskers o enmascaradores de tinnitus.

Apenas desde el último siglo se dispone de técnicas para medir el acúfeno. Desde mediados de la década de 1970 se investigan todas las posibilidades de la medicina moderna con gran intensidad. En 1977 se introdujeron los *maskers* o enmascaradores (véase pág. 85) en las terapias, y desde 1979 se lleva a cabo, cada cuatro años, el Congreso Internacional de Acúfenos; los investigadores intercambian información sobre desarrollos en todo el mundo. Durante largo tiempo lideraron los expertos de los Estados Unidos y del Reino Unido; sin embargo, también los especialistas de Alemania han alcanzado un alto nivel en el tratamiento de esta enfermedad gracias a los simposios de tinnitus que se realizan regularmente en Alemania, al igual que el creciente interés de los médicos, y gracias al compromiso de la Liga Alemana contra el Tinnitus los medios de comunicación últimamente han tomado en cuenta esta enfermedad.

Hasta el día de hoy no existe una clasificación uniforme del tinnitus; sin embargo, sí hay claridad en algunos términos, los cuales son de gran importancia en la práctica y permiten agruparlo en tres bloques importantes:

1. TINNITUS OBJETIVO Y SUBJETIVO
Esta es la clasificación más común. El tinnitus objetivo hace alusión al tinnitus comprobable mediante mediciones físicas, es decir, el que puede percibir otra persona diferente de la que lo padece. El tinnitus subjetivo, en cambio, no puede registrarlo otra persona: nadie, aparte del afectado, puede oír los sonidos.

2. TINNITUS AGUDO Y CRÓNICO
El tinnitus agudo aparece repentinamente, pero puede desaparecer de forma espontánea o convertirse en un caso de tinnitus crónico, cuando dura entre tres y seis meses. Casi todos nosotros hemos experimentado un tinnitus agudo. Es el pitido o silbido en el oído, en ocasiones acompañado de un sentimiento de sordera, el cual percibimos después de visitar una discoteca o asistir a un concierto, o cuando en alguna parte cerca de nosotros suena un gran estruendo, por ejemplo en el Día de San Silvestre, en un carnaval o en el campo de tiro del mercado anual. El tinnitus crónico puede provenir de un tinnitus agudo, aunque tendría muchas otras razones para aparecer.

El tinnitus crónico se puede desarrollar a partir del tinnitus agudo, es decir, el tinnitus puede tener una aparición rápida y aguda, o ir desarrollándose lentamente. Como ya sabemos, puede perdurar un tiempo largo de manera poco o bastante constante.

3. TINNITUS COMPENSADO Y DESCOMPENSADO
Estas son formas propias del tinnitus crónico. Las calificaciones de compensado y descompensado aluden a la forma en la que la persona puede procesar el tinnitus. El tinnitus compensado es aquel al que la persona, de cierta forma, se acostumbra: quien lo

padece se ha resignado a sufrir ruidos en los oídos, ha aprendido a arreglárselas y ya no se siente amenazado por el ruido ni se siente fuertemente perjudicado en cuanto a su calidad de vida.

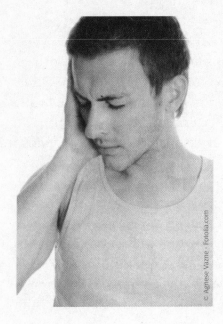

© Agniese Vazne - Fotolia.com

El denominado *tinnitus descompensado* es extremadamente perturbador para los afectados, además de limitarlos en gran medida en su estilo de vida.

El tinnitus descompensado, por el contrario, es una gran carga para el afectado, lo priva de la alegría de la vida y le quita el sueño. Puede llevar a la persona a la desesperación y, en el peor de los casos, incluso esta piensa en el suicidio. El afectado no da abasto con el tinnitus ni puede aceptar su enfermedad. Su calidad de vida se perjudica gravemente.

El sonido en el oído me vuelve loco: lo que significa el tinnitus para el afectado

Es muy difícil para los no afectados comprender lo que significa tener tinnitus. No existe un tinnitus particular, pues cada persona tiene su propio sonido en la cabeza o en los oídos. Si uno sigue las descripciones de cada paciente, se da cuenta de que la variedad de tonos y ruidos casi no tiene fronteras. Va del silbido de una caldera al oleaje del mar, del pitido de una locomotora de vapor al gruñido de una nevera dañada, del chirrido de un grillo a un silbido permanente.

¿Qué hace tan perturbador el tinnitus? El siguiente es un resumen de los resultados de encuestas realizadas en los Estados Unidos y Alemania, en los que se indican los criterios más importantes que hacen del tinnitus algo insoportable:

Siempre está presente: según estudios realizados en los Estados Unidos, el carácter ininterrumpido del tinnitus es lo más molesto, según los afectados. Se quejan de la permanente continuidad del tono, del ruido. Aproximadamente 87% de los pacientes lo perciben así. Las variedades de tonos y ruidos que se pueden presentar con el tinnitus parecen no tener límites.

Volumen: en segundo lugar está el volumen. De este factor se queja 50% de los pacientes. Sin embargo, cuando se mide el volumen, lo cual es posible mediante diferentes técnicas, se puede determinar que en realidad el volumen del tono no es alto, sino, por el contrario, bastante bajo. No obstante, el afectado lo percibe demasiado alto, incluso insoportablemente alto. Más de 60% de los encuestados en Alemania califica los ruidos en los oídos como demasiado altos y demasiado perturbadores.

Tonos altos: en general, se consideran más desagradables los tonos agudos que los graves. Aproximadamente 30% de los encuestados clasifican los tonos o ruidos entre los tonos graves y 60% más bien entre los tonos agudos; la mitad de estos últimos clasifican los tonos como sumamente agudos. Un 20% perciben un ruido pulsante. Además, 40% de los encuestados califican su propio sonido tan incómodo que preferiría tener otro sonido en su cabeza. En 30% de los casos se presentan al mismo tiempo una dificultad en la audición.

La amenaza: el hecho de que el sonido no pueda controlarse se considera demasiado perturbador por los enfermos. Bien puede estar presente todo el tiempo o asimismo aparecer y desaparecer, pero no se puede influir en el sonido ni eliminarlo.

Además, está el factor de la incertidumbre: no se sabe qué sonido es, de dónde proviene ni lo que significa. Uno se siente amenazado, desolado, sin poder librarse de él. Algunos consiguen ignorar el ruido durante largo tiempo, con la esperanza de que en algún momento desaparezca; otros se sienten amenazados desde el primer momento. Un 30 % de los encuestados relatan que los ruidos aparecieron muy lentamente, incluso hasta el punto de no haberlos notado o no darles mayor importancia. Apenas con el paso del tiempo se habrían vuelto molestos. Otro 30% de los encuestados consideraron los ruidos notablemente molestos.

El síndrome de tinnitus

El problema terapéutico propio es el tinnitus crónico descompensado, también llamado *tinnitus crónico complejo*. ¿Qué se entiende con este término?

Se trata de un tinnitus que se extiende durante un tiempo largo (de tres a seis meses), reacciona muy poco o nada con las medidas empleadas por el médico y, además, atormenta considerablemente al afectado. Con el paso del tiempo, se desarrolla una sintomatología compleja que se caracteriza sobre todo por la carga psicológica que genera: el denominado *síndrome de tinnitus*. ¿Qué sucede cuando un individuo se siente abrumado por el tinnitus? ¿Qué consecuencias puede traer consigo el tinnitus crónico? Fundamentalmente, sus consecuencias son psicológicas.

El tinnitus descompensado crónico conlleva consecuencias psicológicas.

En un principio, como paciente de tinnitus, uno ya se siente notablemente atormentado. Este ruido está presente en todo momento o situación. Siempre está ahí. Al levantarse en la mañana, está el ruido; al irse a trabajar, está presente. Acompaña a todas partes.

Cuando regresan del trabajo a la casa, lo primero que quieren los afectados es descansar un poco y disfrutar el final de la jornada; sin embargo, el ruido sigue. ¿Cómo se puede continuar conversando y escuchando cuando hay algo que molesta de forma permanente en el oído? En una situación así una conversación con la mejor de las compañías no es divertida, ni siquiera con la familia. Al escuchar música, el ruido sigue ahí, así como al ver televisión. Y en las noches, cuando se necesita tranquilidad, el ruido sencillamente quita el sueño.

Los afectados no pueden huir del ruido, no hay ninguna posibilidad de deshacerse de este. Se sienten desolados y solos, pues ninguna persona puede secundar ni comprender lo que ellos están experimentando. Ningún otro cree realmente en que pueda existir algo así. Nadie entiende verdaderamente cómo se sienten. Nadie puede escuchar el sonido que tienen en el oído ni comprender cuán molesto y perturbador realmente es. En ocasiones, incluso, la gente se burla y llega a tratarlo a uno de loco: "¡Debe ser que tienes a un hombre miniatura en el oído!". La desconfianza respecto del entorno va aumentando. A esto se suma el miedo, un miedo indefinible de lo incierto.

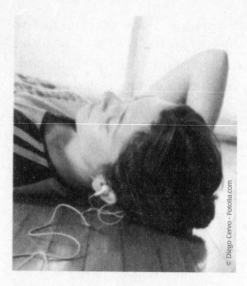

© Diego Cervo - Fotolia.com

Incluso escuchando música en los auriculares no siempre se puede ahogar el tinnitus.

El tinnitus es difícil de comprender por personas que no lo padecen. Luego, cuando los afectados visitan al médico, reciben probablemente como respuesta que no hay nada que se pueda hacer y que es algo con lo que tendrán que vivir. Entonces se sentirán aún peor, más desentendidos, más solos. Como consecuencia, se aíslan cada vez más. ¿Qué se supone que debe hacer uno? Si no hay ninguna mejora, nada tiene sentido. Uno se encierra en sí mismo, se dedica a meditar acerca de todos los temas posibles. Se van creando abismos dentro de la persona, ya no se puede ni siquiera dormir. Día tras día, la resignación aumenta y empeora.

Con la familia no se puede hablar. Cada miembro de la familia sigue viviendo su vida con normalidad y no saben qué sucede ante sus ojos. Los colegas de trabajo no se ocupan de cómo se están sintiendo los afectados. Además, ya ni siquiera tiene sentido contarle a la gente acerca del asunto si de todas formas no lo van a entender. No hay ninguna solución. Este es el círculo vicioso típico de un caso depresivo. Entre los pacientes que se enfilan a un tratamiento contra el tinnitus, aproximadamente 85% padecen estas perturbaciones depresivas. El punto culminante de esta depresión es pensar en cometer suicidio.

EL PAPEL DE LA PARTE PSICOLÓGICA

¿Cuál es el papel que desempeña el alma en el desarrollo del tinnitus? ¿Alguna persona en especial está condenada a padecer de tinnitus? ¿Todos los afectados llegan a desarrollar el síndrome de tinnitus? No cualquier persona que sufre de ruido en los oídos cae automáticamente en el agujero negro de la depresión. En gran medida, esto depende de la estructura de la personalidad de cada individuo determinada por los genes, el desarrollo durante la infancia y por el entorno social. Sin embargo, en muchos pacientes de tinnitus se ha reconocido una relación entre la sintomatología y la parte psicológica de la persona, especialmente en casos con presencia de estrés.

Superación del estrés, ¿cómo se hace?
La capacidad de regeneración de nuestro cuerpo como expresión del buen funcionamiento de nuestro sistema inmunitario se influencia en gran medida por nuestra psique. ¿Cómo podemos reconocer el buen funcionamiento de nuestro sistema inmunitario? Entre otras cosas, podemos hacerlo por nuestra capacidad de aguantar cargas y reaccionar de forma óptima a las exigencias que siempre están cambiando.

El factor decisivo es la superación del estrés, entendido este como el permanente cambio en las exigencias y en los estímulos a los que estamos expuestos diariamente.

Nuestros factores de estrés comienzan al levantarse, cuando se activa la circulación al estar despiertos, con el afán que llevamos camino hacia el trabajo, con la digestión y tener que soportar ruido. Procesamos la felicidad al cerrar un negocio de forma satisfactoria al igual que lo hacemos al discutir con nuestra pareja, al escuchar los gritos del bebé o a los vecinos ruidosos. Y en la mayoría de los casos logramos repeler a los agentes patógenos que nos invaden a diario.

EL ESTRÉS ES DE VITAL IMPORTANCIA

Cada persona tiene su propia forma de manejar lo que denominamos *estrés*. Cada persona también tiene su propia forma de superar la "enfermedad" del estrés: ¿alguna vez ha notado que se enferma con menos frecuencia cuando se siente bien en todo sentido, por ejemplo, cuando está comenzando una relación amorosa o en un nuevo puesto de trabajo que le divierte mucho? En realidad, el cuerpo solo se enferma cuando el alma se lo permite.

Cada persona tiene su forma de canalizar el estrés.

¡El estrés es vital! Para nosotros, el término *estrés* casi siempre tiene una connotación negativa, ya que lo utilizamos de forma rutinaria. "Me siento estresado" quiere decir "me siento abrumado" o incluso "sobrecargado". Pero una vida sin estrés es imposible.

Acaso, ¿qué es el estrés? La definición del término ha ido cambiando en el transcurso de los años. Originalmente proviene de la industria y se refiere a una tensión o carga que se genera al controlar diferentes materiales. En el área medicinal-biológica, este término lo introdujo Hans Selye, médico y biólogo, apenas en 1950. En la investigación sobre estrés que él realizó, se analizaban las reacciones al estrés de los seres vivos. En este caso, el estrés se define como cualquier requerimiento del organismo que exige una adaptación. Diferentes factores de estrés también generan consecuentemente diferentes reacciones de adaptación.

Existen factores de estrés agradables y desagradables; tanto los acontecimientos positivos como los negativos generan estrés. La tristeza es igualmente un factor de estrés como la felicidad. Hoy día distinguimos entre el estrés positivo, denominado *eustrés*, y el estrés negativo, el cual se denomina *distrés*: ambos representan una exigencia para el cuerpo, en ambos casos el cuerpo debe reaccionar adaptándose. ¿Qué sucede en nuestro cuerpo cuando estamos expuestos a estas exigencias?

Los procesos que se desencadenan cuando el cuerpo se encuentra en una situación de estrés se denominan *mecanismos de estrés*. Estos mecanismos se desencadenan automáticamente, de forma reflexiva, es decir, no son producto de nuestros mandos intencionales. Son regulados por nuestro sistema nervioso vegetativo, el cual está compuesto de dos plexos nerviosos: el nervio simpático y el nervio parasimpático, también conocido como nervio vago. Estos dos plexos nerviosos de cierta forma desempeñan un papel contrario, y lo ideal es que estén en equilibrio en una persona saludable.

El mecanismo de estrés se desencadena en el cuerpo de forma inconsciente.

El sistema nervioso vegetativo maneja funciones vitales. Asímismo, las reacciones al estrés son importantísimas, pues sin ellas no podríamos sobrevivir, ya que se encargan de que el cuerpo tenga una mayor disposición de rendimiento, ayudan a movilizar reservas de energía y, de esta forma, nos preparan para la "lucha de la vida".

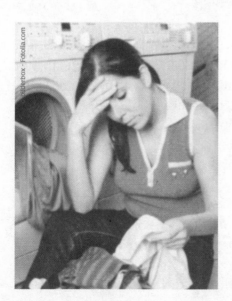

Tareas múltiples, como el trabajo, la educación de los hijos y las tareas del hogar representan fuertes cargas para muchas mujeres, las cuales reaccionan con síntomas propios del estrés.

Durante años, estos procedimientos han permanecido iguales. En efecto, estos procesos ayudaron a nuestros antepasados a sobrevivir en la selva, en las luchas contra enemigos y contra animales salvajes. Hoy, nos sirven para mantener nuestros nervios bajo control durante el trancón en camino hacia la oficina, para aguantar a nuestro jefe y, además, para aprender a sobrellevar las cargas dobles y triples generadas por el trabajo y la familia, y en nuestro tiempo libre.

LAS TRES FASES VEGETATIVAS

Siedeck, investigador del estrés, denominó a estos procesos inconscientes las *tres fases vegetativas*, puesto que son fases consecutivas:

Primera fase: denominada preliminar, es la expectativa antes de la verdadera reacción al estrés. Durante este tiempo, se prepara la energía que se requerirá para reaccionar al estrés. Esta fase puede ser corta o más larga; son los primeros segundos o fracciones de segundo después del susto repentino, el detenimiento del cuerpo, el momento de respirar antes del grito o también la tensión un poco más duradera que se presenta, por ejemplo, al esperar un evento importante, como una cita en el juzgado. Es el tiempo en el que nos embarga la corazonada de que lo que viene no será bueno. Los procesos que se desarrollan en este momento son dirigidos por el nervio parasimpático, el cual tiene un efecto calmante en el metabolismo y la circulación. Es, por ejemplo, el responsable de que nuestras funciones vitales se tranquilicen en las noches. El nervio simpático es el encargado de despertarlas para retomar la actividad en el día.

Segunda fase: a la preliminar le sigue la de alarma, la cual se refiere a la propia reacción sobre el estresor, es decir, el factor generador de estrés. Esta es la fase de la excitación, del incremento de la actividad. Es dominada por el nervio simpático, el cual desencadena la repentina producción de las hormonas adrenalina y noradrenalina en la médula de las glándulas suprarrenales. Se activa la circulación, el pulso se acelera, la presión sanguínea aumenta. La tensión muscular se incrementa, puesto que el cambio de la situación hormonal lleva a una movilización de las reservas de grasa y azúcar. Enseguida, se activa otra hormona de la médula —la hidrocortisona— a través de la hipófisis, es decir, la glándula pituitaria. El cuerpo finalmente está listo para la huida o la batalla. Todas las otras funciones corporales, las cuales no contribuyen a la supervivencia inmediata, se detienen: la digestión se paraliza, la pulsación se desacelera, la presión sanguínea vuelve a disminuir.

Tercera fase: la tercera consiste en el descanso. Las funciones sobrecargadas vuelven lentamente a su nivel normal. La circulación se calma, las pulsaciones vuelven a ser más lentas y la presión sanguínea disminuye.

El mecanismo activo de defensa del cuerpo

Los mecanismos que el cuerpo utiliza en la batalla de la supervivencia, los cuales están coordinados razonablemente, funcionan de forma inconsciente y reflexiva. Ellos contribuyen a la finalidad básica de la supervivencia y le exigen al cuerpo la decisión ya mencionada: huir o pelear. En todo caso, ambas opciones desencadenan una actividad.

En la actualidad, ¿de qué manera se nos presenta la posibilidad de volvernos "activos" cuando estamos expuestos al estrés? ¿Cómo podemos huir? ¿Cómo podemos pelear? ¿Cómo podemos desahogarnos de las actividades que se llevan a cabo dentro de nosotros? Estamos en un trancón —la actividad en nuestro cuerpo aumenta, la tensión se incrementa—, pero ¿hacia dónde podemos huir? ¿Debemos bajarnos del auto y correr? ¿Cómo podemos pelear? ¿Enalteciendo a los otros conductores con expresiones propias del mundo animal? ¿Es esa la forma adecuada para deshacernos de la energía que se ha recolectado de forma natural?

ENERGÍA BLOQUEADA

La energía que no se agota o extrae se queda en nuestro cuerpo como energía bloqueada, como una bomba de tiempo que solo espera explotar. Según la teoría del estrés, cada persona dispone de una cantidad específica de la denominada *energía de adaptación*, la cual contribuye a la superación del estrés. Estas reservas se van agotando en el transcurso de la vida. Para crear nuevas reservas de energía, el cuerpo requiere tranquilidad y descanso. Recordemos que en el proceso de la reacción de estrés, la última de las tres fases es la del descanso. Entonces, cuando uno está expuesto a estrés excesivo, las dos primeras fases predominan y la tercera fase se queda atrás. De esta forma, las reservas energéticas del cuerpo van agotándose y el cuerpo no tiene tiempo para recuperarlas. Gradualmente, nuestro cuerpo va perdiendo el equilibrio y, como consecuencia, aparecen muestras de desgaste: el proceso de envejecimiento se acelera. En el cuerpo se van creando las denominadas *energía de adaptación*, las responsables del envejecimiento del organismo. Además, existe el estrés positivo, el cual se presenta cuando nos esforzamos por hacer algo que desemboca en alegría. En este tipo de estrés, seguramente se generan pocas *cicatrices químicas*.

> Cuando uno está expuesto a altos niveles de estrés,
> el cuerpo pierde su balance natural.

¿Pero qué tiene que ver todo esto con nuestro tema inicial, el tinnitus? ¡Pues mucho!

ESTRÉS O TINNITUS, ¿QUÉ FUE PRIMERO?

Como ya se mencionó, con frecuencia los ruidos en los oídos aparecen inicialmente en etapas de la vida con altos niveles de estrés, es decir, tiempos de grandes presiones, en las cuales el cuerpo se sobrecarga por tener tantos acontecimientos a los que debe adaptarse. La "energía de adaptación" se consume con rapidez, dado que hay muy pocos intervalos de tranquilidad. ¿No es entonces sospechoso que las *cicatrices químicas* generadas por una sobredosis de estrés se produzcan en el área del oído interno y se desarrolle así el tinnitus?

Una vez que aparece el ruido en el oído, este representa un nuevo estresor. A continuación, nos sentimos estresados también por el ruido de forma considerable. Recordemos el círculo vicioso de la depresión: ¿cómo se supone que debemos acomodarnos a algo si toda la energía se ha agotado? Debido a esta carga psicológica, se genera una exigencia adicional para el cuerpo, cuando en realidad el cuerpo necesita tranquilidad. Por eso, no es ninguna sorpresa que el tinnitus se fortalezca y se mantenga. El estrés puede ser entonces una causa, al igual que una consecuencia, del tinnitus.

La "personalidad de tinnitus"

¿Hay algún tipo de persona que tienda a tener tinnitus? Esta es la pregunta que se formula con mucha frecuencia acerca de la personalidad de tinnitus. Efectivamente, encuestas realizadas sobre pacientes de tinnitus dieron como resultado que presentan una tendencia a reaccionar de forma extremadamente sensible, aun cuando uno no se imaginaría en algunas personas que fueran así. Bajo una corteza dura, con frecuencia, puede haber un núcleo blando.

Extremadamente sensible no quiere decir que por cualquier pequeñez entren en pánico o se pongan de mal genio, simplemente reaccionan de forma más sensible al entorno de muchas de las personas que los rodean. Son más receptivos a los estímulos de su entorno, y esos estímulos quedan marcados más fuertemente que en otras personas. Esto también es algo muy positivo, pues ¿cuántas personas ni siquiera se percatan de lo que está sucediendo a su alrededor?

Un sinnúmero de pacientes de tinnitus tiende a reflexionar.

Además, muchos pacientes de tinnitus suelen especular sobre Dios, sobre la Tierra, sobre ellos mismos, sobre causas y efectos de su comportamiento. Por lo general, ellos tienden a echarse la culpa por algunos sucesos. Se sienten responsables en muchos aspectos y tienden a sentirse culpables por muchas cosas, aun cuando no hay motivo para sentirse así ni para sufrir por eso.

"Quiero bajarle a mi ritmo de vida"

Hace más o menos siete meses tengo tinnitus. Siempre he percibido un ruido en los oídos. También considero que desde siempre he sido bastante sensible al ruido. Cuando dos personas estaban a mi lado y hablaban al mismo tiempo, para mí eso ya era demasiado. En el trabajo estoy en constante estrés y me siento bastante sobrecargado, no tanto por el trabajo con los alumnos, sino más por lo que lo rodea.

Hace unos meses, repentinamente tuve una pérdida de escucha cuando estaba en el campo de tenis. En el oído era como si tuviera algodón y casi no oía nada; además, percibí un fuerte susurro. Cuando le consulté a mi médico, enseguida me dijo que se trataba de una pérdida de la escucha. Él me envió a una clínica, donde recibí infusiones durante más de dos semanas. La escucha fue mejorando, pero el ruido no desapareció. Más adelante me dijeron, en la clínica y mi médico familiar, que no había nada más que hacer.

Hace poco tiempo una amiga me entregó un artículo de un periódico, el cual relataba un tratamiento de tinnitus en una cámara de oxígeno. Así pues, decidí intentar esa terapia.

Hasta este momento llevo cuatro sesiones en la cámara, y me siento visiblemente mejor. También he reflexionado mucho sobre mi vida y pienso que debería bajarle a mi ritmo de vida. Hace algunos meses solicité que me suspendieran del colegio y me propongo buscar otra actividad.

Bettina F., exprofesora en Wiesbaden.

De ello se puede desprender una actividad desmedida y una actitud servicial con los demás, tanto en el ámbito privado como en el laboral. Esto aplica para un alto directivo que no sabe delegar, se concentra demasiado en detalles y siempre quiere ser el primero, o bien un empleado normal que alimenta solo a su familia, se compromete con puestos de trabajo adicionales y además se ocupa de cosas del hogar, aunque todo eso junto penosamente es demasiado para él. Lo mismo puede sucederle a una madre joven, que, a pesar de todo el amor que les tiene a sus hijos, no puede manejar la situación con ellos. Al contrario, también puede aparecer este sentimiento de inutilidad y vacío cuando los hijos están fuera de casa. O en el caso del pensionado, al que ya nadie necesita y al que ya no se le encarga nada.

Examine si sabe canalizar correctamente el estrés.

¿Se reconoce en estas descripciones? Si se aplica eso a nuestra teoría del estrés, podemos decir que no maneja una forma sana de procesarlo, o no maneja suficiente estrés positivo para encontrar un balance con el negativo. A esto se suman muchos otros estresores externos, que no tienen nada que ver con la psique. Esos estresores especialmente encuentran donde dejar sus *cicatrices químicas* cuando se trata de predisposiciones psíquicas. Esos otros factores de estrés son, por ejemplo, ruido, medicamentos, excesos en el consumo de estimulantes como café, alcohol, cigarrillos, además de falta de ejercicio, fallas en el metabolismo que han aparecido y otras enfermedades. Pueden aparecer ruidos en los oídos en relación con cualquiera de estos factores.

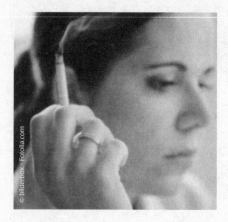

© bilderbox - Fotolia.com

En vez de tener un efecto de relajación, fumar representa un estrés adicional para el cuerpo.

¿De dónde viene el zumbido? El tinnitus es incalculable

El tinnitus no se puede calcular de ningún modo. Uno no puede prevenir su comienzo ni su desarrollo ni su final. Este capítulo se ocupa de la aparición de los ruidos en los oídos, así como de los síntomas que pueden acompañarlos; un punto esencial al final es la bulla, la cual tiene un significado en la aparición de ruidos en el oído.

Puesto que el tinnitus es un fenómeno muy subjetivo y acunado, es difícil formular principios relativos a su causa. De la investigación se sabe que hay enfermedades que tienen causas relacionadas con la aparición de ruidos en el oído; por otro lado, solo se conoce de estas enfermedades que el tinnitus aparece únicamente como un síntoma que las acompaña. Los ruidos en el oído no representan un síntoma individual, son simplemente una señal de que las funciones del sistema auditivo están fallando de alguna manera.

¿Qué es realmente escuchar?

Escuchar es un proceso fisiológico refinado que incluye percibir conscientemente los ruidos. Así, a lo largo de nuestra vida, se van guardando en nuestro cerebro las diferentes impresiones auditivas. Por eso, tenemos la capacidad de reconocer un sonido cuando lo escuchamos. Con determinados ruidos también podemos reconocer sensaciones; como decía Voltaire: "El camino al corazón es el oído". Nosotros solo reconocemos aquellos ruidos que ya hemos escuchado una vez o que se parecen a los que hemos escuchado. Para nosotros, el tinnitus es un sonido desconocido y, por eso, nos produce malestar.

Queremos tener presente cómo es nuestro sistema auditivo y cómo funciona. Esta información nos puede servir más adelante, ya que nos puede ayudar a entender mejor las diferentes causas del tinnitus.

Nuestro sistema auditivo

La unidad funcional del sistema auditivo está formada por el oído externo, el oído medio y el oído interno. Lo que uno puede ver del sistema auditivo es el pabellón auditivo: es como un tipo de cono que sirve para captar las ondas sonoras. El pabellón auditivo desemboca en el conducto auditivo externo, del cual también es visible su abertura. El conducto y el pabellón auditivo forman el oído externo, que se conecta a la zona ósea del cráneo. Está cubierto por piel, en la cual se encuentran muchas glándulas sudoríparas que secretan la cera (cerumen). El propósito de la cera, junto a los pelos, es proteger el oído de cualquier impureza, polvo, insectos u otro cuerpo externo.

El conducto auditivo de un adulto puede medir entre 2.5 y 3.5 cm de largo. En la parte final se conecta con el tímpano. Esta membrana elástica tiene un diámetro de aproximadamente un centímetro y forma el límite entre el oído externo y el oído medio. En una endoscopia auditiva reluce de color gris perlado. En la mitad tiene una zona cóncava ligada en su interior con el huesecillo martillo. El tímpano retransmite las ondas sonoras recibidas por el pabellón auditivo y el conducto auditivo externo al oído medio. Además, presenta un mecanismo de protección contra cuerpos externos que logran llegar al órgano auditivo.

El oído medio, también llamado *caja timpánica*, es una cavidad ósea limitada. Mide aproximadamente de 2 a 5 mm de ancho y de 7 a 15 mm de alto. Adentro se encuentran tres huesecillos que por su forma se les llama *martillo*, *yunque* y *estribo*, los cuales están ligados por dos articulaciones y forman con los músculos un tipo de cadena. El mango del martillo, como ya se anotó, está unido con el tímpano. La base del estribo, el último huesecillo en la cadena, está incrustado en la llamada *ventana oval*, la cual forma la entrada al oído interno. El oído medio está unido a la parte superior de la faringe a través de la trompa de Eustaquio: por medio de esta se compensa la presión entre el oído medio y la región nasofaríngea.

El oído interno o laberinto es propiamente el oído real. Aquí, además del órgano auditivo, se encuentra el órgano del equilibrio. El órgano auditivo tiene forma de caracol, el cual presenta dos vueltas y media en las personas. En la entrada del caracol, se encuentra el órgano de Corti, montado en una fina membrana (membrana basilar) tensionada de forma transversal en la entrada del caracol. El órgano de Corti se compone de aproximadamente 25 000 células pilosas (un tipo de células sensoriales) que forman el órgano auditivo.

La entrada al caracol contiene la endolinfa. En la parte posterior e inferior de la entrada al caracol está el llamado *espacio perilinfático* (rampa timpánica y vestibular), donde se encuentra la perilinfa. Al igual que la endolinfa, es un líquido gelatinoso.

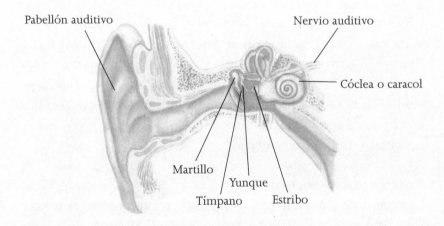

El pabellón auditivo acumula el sonido y lo transmite al tímpano. De ahí, será transmitido al caracol a través de tres huesecillos (martillo, yunque y estribo).

Las ondas sonoras recibidas por el oído son transmitidas a los tres huesecillos que están en el oído medio. El último de estos tres huesecillos, el estribo, está adherido a la ventana oval para formar la entrada al interior de la cóclea. A través de la transmisión de las ondas sonoras se producen ondas de presión en el fluido linfático ubicado en la cóclea, el cual estimula nuevamente las células nerviosas del órgano de Corti. De esta manera, este órgano envía impulsos nerviosos que son transmitidos a través del nervio auditivo hasta el cerebro.

Los diferentes tonos que oímos se relacionan con distintas células sensoriales. La impresión de un sonido o un ruido se forma por los impulsos que se han unido y que a través de la estimulación de cientos de células sensoriales se dirigen al cerebro, donde son reconocidos.

Los distintos sonidos que nosotros oímos son diferentes células sensoriales clasificadas.

EL TINNITUS OBJETIVO Y SUS CAUSAS

¿Cómo se producen los ruidos en el oído y qué los causa? Acordémonos de la división entre el tinnitus subjetivo y objetivo. El tinnitus objetivo puede detectarse ya que está definido por fenómenos físicos. También, una persona externa puede percibir estos ruidos en el oído a través de un aparato de medición. ¿Dónde está la causa del ruido objetivo de los oídos y qué precedentes del cuerpo pueden producirlo?

TRASTORNOS VASCULARES

Normalmente, no escuchamos cómo corre nuestra sangre por las venas, a menos que nos encontremos en una habitación aislada de cualquier sonido y nos hallemos en una profunda tensión interna o hayamos tenido demasiada carga corporal con anterioridad;

estas son situaciones en las cuales se le va a exigir un esfuerzo mayor a la actividad de nuestro corazón y a la circulación. El desempeño del corazón aumentará y la sangre será bombeada más rápido al sistema vascular. Al mismo tiempo, aumenta el sonido de la corriente sanguínea, que después se percibirá como el pulso o los latidos del corazón. Cuando la actividad de la circulación se calme, desaparecerán estos síntomas por sí mismos.

Si usted, en circunstancias normales,
escucha ruidos, como golpes, esto indica una enfermedad.

Cuando escuchamos estos ruidos palpitantes y estamos en circunstancias normales, o no estamos agotados corporalmente, esto indica enfermedad. Es una señal de que la sangre no puede circular libremente por los vasos sanguíneos.

Esto ocurre, básicamente, debido al estrechamiento de los vasos sanguíneos, que se puede producir debido a arteriosclerosis o protuberancias anormales en las paredes internas de los vasos, pero también debido a presión externa, generada a menudo por una tumefacción de las estructuras cercanas. Esto produce que el tejido crezca incontroladamente y ejerza una presión sobre el vaso y su lumen (interior). Al estrecharse el lumen, se produce una turbulencia, ya que la sangre sigue circulando en la misma cantidad para proveer todos los tejidos. Esto se puede comparar con los rápidos de un río, los cuales también se forman en lugares más estrechos y ruidosos. Estos cambios en los vasos que proveen los oídos producen ruidos en el oído. Por lo general, estos sonidos parecen golpes sincronizados con los latidos del corazón.

Si hace un par de sentadillas, su ritmo cardiaco se acelerará y con esto el tinnitus. Su médico podrá percibir esos ruidos de oídos con su estereoscopio, como un zumbido, al escuchar por ejemplo su arteria carótida o su bóveda craneal, dependiendo de dónde se encuentra este estrechamiento, cuyo nombre técnico es *estenosis*. Incluso, una presión demasiado alta o fallas cardiacas pueden llevar a estos ruidos de oído objetivos de carácter circulatorio. En un sentido más amplio, también pertenecen a las causas de la enfermedad vascular aquellas que llevan a un cambio de flujo de las propiedades de la sangre; por ejemplo, tener un exceso o una deficiencia de glóbulos rojos.

En la mayoría de los casos de ruidos de oído objetivos, la capacidad auditiva no afecta. Lo que sí puede afectarse es la comprensión del lenguaje durante una conversación, ya que el zumbido, que va aumentando ondulatoriamente, puede tapar algunas sílabas, haciendo que no las entendamos.

Los trastornos relacionados con los vasos sanguíneos son relativamente raros.

Estos trastornos relacionados con los vasos sanguíneos son relativamente raros, pueden ser progresivos o presentarse de repente. Cualquiera sea el caso, se necesitará un diagnóstico profesional, ya que las causas pueden no ser del todo inofensivas. Los ruidos de oído objetivos tienen un alto índice de enfermedades asociadas, por tanto, siempre deberán tomarse en serio.

Si descubre un ruido pulsante en el oído, no se conforme con un tratamiento sintomático, por ninguna circunstancia, hasta tanto sea examinado a fondo por un experto. En las anomalías vasculares, por lo general, se necesita una intervención quirúrgica para regresar a la normalidad el vaso obstruido.

RUIDOS DE OÍDO PULSANTES

Como subgrupo, relativamente inofensivo, también están los ruidos de oído pulsantes que acompañan la otitis media. Durante una otitis aguda, bacterias o virus del área nasal o bucal llegan hasta el oído medio, por lo general durante un resfriado. En este caso, además de las pulsaciones y los ruidos en el oído, que se asemejan a pequeños golpes y una audición apagada, también se presentan los típicos síntomas de una otitis media.

Esto puede diagnosticarse de forma relativamente fácil por el otorrinolaringólogo.

La terapia es menos invasiva que en los dos casos anteriores. Dependiendo de las molestias, en la mayoría de los casos basta que el paciente tome un antibiótico, junto con la aplicación de unas gotas para oído, aunque esto lo decide el especialista. Solo en muy contados casos, cuando haya una gran acumulación de pus en el oído medio, el doctor deberá hacer una pequeña incisión en el tímpano para permitir su evacuación. Lo importante es un tratamiento médico inmediato, ya que una infección aguda no tratada o no curada se puede volver crónica. Además, puede traer otras complicaciones serias como la meningitis.

CAUSAS MUSCULARES

El segundo gran grupo de las causas del tinnitus objetivo son las causas musculares. Estas complicaciones se pueden mostrar en el área muscular de la trompa de Eustaquio del paladar o del oído interno que comunica los huesecillos. La trompa de Eustaquio comunica el oído medio con la faringe y se encarga de la compensación de la presión, algo muy importante al bucear o cuando se trata de dominar cambios de altura. Nosotros a veces también sentimos un ligero, o no tan ligero, clic al tragar o al bostezar. Los buzos entrenan para abrir el tubo a voluntad. Si los movimientos normales del tubo no están coordinados o si su función es interrumpida por alguna otra razón, se crean contracciones involuntarias, las cuales se perciben como un clic dentro del oído.

Esto puede suceder ocasionalmente o muy seguido, con casos de hasta cinco repeticiones por segundo, y puede afectar solo un oído o ambos. Las contracciones de la musculatura del paladar y del oído medio pueden causar tinnitus; por lo general, los afectados perciben estas molestias como muy agobiantes. Sin embargo, no es permanente y puede presentarse solo determinados días en un determinado horario.

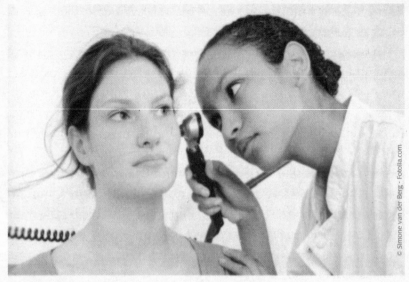

© Simone van der Berg · Fotolia.com

En todo caso, los ruidos en el oído deberán ser examinados por un especialista para averiguar su causa.

Ruidos de oído objetivos, poco infrecuentes, pero peligrosos

Los ruidos de oído objetivos son verificables, y se pueden medir o registrar con determinados instrumentos. No son muy comunes y solo representan un pequeño subgrupo de los ruidos de oído en general. Pero vistos relativamente, son más peligrosos que los ruidos de oído subjetivos, ya que son causados por un cambio orgánico serio. Por eso, es tan importante aclarar la causa lo más pronto posible. La terapia por lo general es quirúrgica.

EL TINNITUS SUBJETIVO Y SUS CAUSAS

A diferencia del tinnitus objetivo, las causas del tinnitus subjetivo no se han establecido. Sobre su formación solo existen algunas hipótesis. Básicamente, lo que produce los ruidos en el oído es una perturbación de la función de las células sensoriales del oído interno, del nervio auditivo o del cerebro. El deterioro de esta función también podría describirse como actividad anormal o como excitabilidad.

Las ondas sonoras son transmitidas por medio de impulsos eléctricos nerviosos.

La recepción de las ondas sonoras y su transmisión se basan en la transferencia de impulsos eléctricos nerviosos, un constante montaje y desmontaje de cargas eléctricas. Las descargas eléctricas son creadas por pequeñas partes cargadas de electricidad, presentes tanto en el interior como en el exterior de las células. Para el correcto funcionamiento de la transmisión de los estímulos eléctricos, debe existir un equilibrio en la repartición de estas cargas. Si este se obstruye, sucede lo mismo que con la actividad de creación y repartición de la electricidad.

Cuando esto ocurre en el área de la vía auditiva, pueden aparecer ruidos en el oído. El equilibrio de estas cargas eléctricas puede interrumpirse de diferentes maneras: cambios en la circulación y en el metabolismo pueden repercutir de forma negativa. A continuación, analizaremos las causas más frecuentes de los ruidos de oído subjetivos.

PÉRDIDA REPENTINA DE LA AUDICIÓN

Esta se encuentra en el primer lugar de frecuencia de las causas: 90 % de las pérdidas repentinas de audición van acompañadas de tinnitus. La pérdida repentina de la audición consiste precisamente en eso, la pérdida repentina de la audición, por lo general de un solo oído.

La causa exacta aún no se ha podido establecer. Se presume, por un lado, que los responsables son alteraciones de la circulación o infecciones por virus. Por otro lado, existe la hipótesis de que la pérdida de la audición es causada por un suceso autoinmune (en el sentido de una reacción alérgica del cuerpo hacia él mismo) o de un pequeño desgarro en la ventana ovalada, que forma la entrada al oído interno. ¿Qué tanta influencia tiene el factor estrés en la creación de la pérdida repentina de audición? Tampoco se ha determinado aún.

Una característica frecuente de la pérdida de audición es una sensación de pesadez y sordera en el oído.

Otra característica muy frecuente, aparte de la repentina y fuerte pérdida de audición, es una sensación de pesadez y sordera en el oído, así como un zumbido relativamente fuerte. Es posible que el zumbido no se presente desde el inicio, también puede aparecer algunas horas más tarde. En otros casos, se ha detectado que los zumbidos se presentan primero como señal de la futura pérdida de audición.

Al presentarse estos síntomas, se debe acudir al médico inmediatamente. Para la recuperación de la audición es indispensable ser sedado e iniciar de inmediato la terapia correspondiente, preferiblemente durante las primeras veinticuatro horas. Con este pronto inicio del tratamiento, se puede contar con la recuperación de la audición en 90 % de los casos.

Sin embargo, aun sin terapia, en 65 % de los casos se presenta una recuperación repentina, lo cual no debería ser una excusa para prescindir de una visita médica.

Enfermedad de Ménière

Otra enfermedad que acompaña el tinnitus es el síndrome de Ménière, causado por un cambio patológico del área del oído interno.

Sus características principales también son la sordera y el tinnitus, aunque estos se presentan de manera paroxística, acompañados de mareo envolvente, malestar y vómito. En los intervalos de los ataques, los síntomas desaparecen y el paciente está libre de molestias. Sin embargo, la sordera aumenta con cada ataque. Los ruidos en el oído también están siempre presentes, aunque pueden existir variaciones en su intensidad.

PÉRDIDA DE AUDICIÓN POR LA EDAD

Existe también la pérdida de audición por la edad, conocida en la jerga médica como *presbiacusia*, acompañada muy a menudo de tinnitus subjetivo. Esta clase de sordera es una consecuencia de la vejez o, en otras palabras, de los procesos degenerativos del oído interno que comienzan con la edad. A esto se suman los daños al oído que van produciéndose en el transcurso de la vida, por ruidos y otros factores nocivos para el oído, así que esta sordera se podría considerar una especie de enfermedad de la civilización.

Esto produce una deficiencia auditiva progresiva. Al principio, a los afectados solo se les dificulta escuchar los tonos agudos, como el sonido del teléfono o del timbre de la puerta. Al avanzar la enfermedad, a esto se le suman las dificultades cada vez mayores para mantener una conversación.

En este caso, los ruidos en el oído también son muy frecuentes que se van notando cada vez más, debido al aislamiento comunicativo de los adultos mayores.

Las terapias utilizadas en este caso son, aparte de la utilización de un aparato auditivo, casi todas regenerativas, para contrarrestar el proceso de envejecimiento, o sustancias especiales que estimulan la circulación.

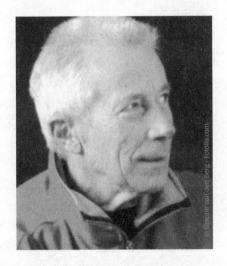

Muchos de los afectados por la pérdida de audición por la edad a menudo se rehúsan a usar un audífono.

LESIONES Y SUS CONSECUENCIAS

Las lesiones también pueden causar ruidos en el oído. De esta manera, se puede lesionar de forma directa el tímpano, por medio de la introducción al oído de diversos objetos (como fósforos, agujas para tejer o bastoncillos de algodón) o se puede lesionar de manera indirecta, por ejemplo después de una explosión o un golpe en el oído: en ambos casos se puede romper el tímpano. También puede causar ruidos raros algún cuerpo extraño que se haya fijado en el canal auditivo.

También los hematomas craneales pueden ocasionar ruidos en el oído.

También pueden traer como consecuencia ruidos en el oído una lesión en el cráneo, un hematoma craneal o un trauma cerebral complejo. En los accidentes de tránsito, se presentan con frecuencia fracturas craneales, en las cuales por lo general también se afecta el hueso occipital ubicado en el oído interno. Esto trae como consecuencia un daño directo del oído medio e interno.

EL NEUROMA ACÚSTICO

El neuroma acústico es un tumor benigno, poco frecuente, en el área del nervio auditivo; se origina en las células que almacenan el nervio. A medida que crece, comienza a hacer presión sobre las estructuras cercanas. Las consecuencias son fallas en los nervios correspondientes, sobre todo del nervio auditivo; a estas fallas pertenecen los ruidos en el oído, la pérdida de la audición y la pérdida del equilibrio.

Poder descartar un neuroma acústico es parte importante de un diagnóstico de tinnitus completo. Esto es posible gracias a las imágenes de resonancia magnética nuclear.

Esta técnica tiene un mayor índice de seguridad del diagnóstico que el hasta ahora realizado examen de tomografía computarizado, con el suministro de un producto de contraste. La terapia es operativa, con un muy buen pronóstico al diagnosticarse a tiempo.

INTOXICACIONES

Hay una gran cantidad de medicamentos que contienen componentes con un efecto tóxico sobre el aparato auditivo y, por eso, pueden llegar a causar ruidos en el oído. A estas sustancias también se les conoce como ototóxicas, es decir, tóxicas para el oído y, por tanto, dañinas.

Es posible descartar un neuroma acústico por medio de una resonancia magnética nuclear.

Entre estos, en primer lugar, se encuentra el ácido acetilsalicílico (ingrediente activo de la aspirina), presente en muchos analgésicos, aunque solo dosis muy altas tienen este efecto secundario.

La toma prolongada de analgésicos puede causar ruidos en el oído.

Si tomó una alta dosis de analgésicos por un largo periodo antes de que aparecieran los ruidos en sus oídos, estos pueden estar relacionados con el medicamento. También la quinina, sustancia activa utilizada principalmente para prevenir y tratar la malaria, puede causar ruidos en el oído como efecto secundario. Así que, si sus ruidos en el oído aparecieron después de unas vacaciones tropicales para las que preventivamente tomó quinina, esta puede ser el disparador de los ruidos.

Otros medicamentos (nombraremos solo los más comunes) que pueden causar ruidos en el oído son:

- Los diuréticos, que a causa de una presión demasiado alta o de retención de líquidos se guardan en los tejidos (edemas).
- Aminoglucósidos, antibióticos contra enfermedades infecciosas fuertes.
- Indometacina, remedio muy útil para enfermedades reumáticas y enfermedades dolorosas en todo el cuerpo.

- Diclofenaco, remedio para el dolor en general que también tiene efecto sobre las infecciones.
- Propranolol llamado bloqueador beta, que se receta contra alteraciones del ritmo cardiaco y presión alta.
- Cisplatino, agente anticancerígeno.
- Carbamazepina, medicamento contra la epilepsia, que también se utiliza contra ciertas enfermedades neurológicas que acompañan el tinnitus. Paradójicamente, este medicamento puede ser tanto la causa como la solución del tinnitus.

Los medicamentos para alergias, llamados *antihistamínicos* o medicamentos para bajar la presión sanguínea o los valores de grasa en la sangre, también pueden causar los ruidos en el oído; por lo general, esto no se especifica en los rótulos que vienen con los medicamentos. Acuda a su médico y déjese guiar por él si sospecha que puede existir una relación entre un medicamento que está tomando y los ruidos en el oído. El tinnitus causado por estos fármacos no necesariamente tiene que durar mucho tiempo y puede presentarse con pérdida de la audición o sin esta. Además de esto, el café (por la cafeína), los cigarrillos (por la nicotina) y el alcohol también pueden causar o intensificar ruidos en el oído ya existentes.

En su mayoría, los ruidos en el oído que surjan de esta manera son reversibles, es decir, se detienen al dejar de tomar el medicamento correspondiente. Se puede comprobar de manera sencilla si realmente el medicamento fue el culpable de los ruidos en el oído, suspendiendo su ingesta por un tiempo.

SORDERA INMUNOGÉNICA

También existen enfermedades bastante extrañas que pueden ser las causantes del tinnitus. A esta clase pertenece la sordera inmunogénica. Esta es una sordera producida por una interferencia inmunológica, en el sentido de una reacción alérgica, durante la cual los ruidos en el oído se presentan como un síntoma secundario. El proceso de la enfermedad se puede llevar a cabo en el área de las mucosas nasales, de las membranas, el oído interno o de los vasos que suministran sangre al oído interno. La llamada *pérdida de audición neurosensorial hereditaria* se basa en una perturbación de la sensación de los sonidos heredada, que frecuentemente va acompañada de sonidos en el oído. La pérdida de audición neurosensorial es una forma especial y se desconoce su causa. La percepción del sonido es perturbada, así que aún no está muy clara, y también es el origen de ruidos en el oído.

LA OTOSCLEROSIS

La otosclerosis es una enfermedad hereditaria, cuyos síntomas principales son la creciente pérdida de audición y los zumbidos en el oído. La causa es una reconstrucción ósea, por lo general en el área de la ventana ovalada, durante la cual una parte del estribo se inmoviliza. Esto causa una perturbación en la línea de audio, la cual puede llevar a una alteración de las sensaciones de los sonidos y puede causar ruidos en el oído.

La enfermedad comienza entre los 20 y los 30 años y afecta en su mayoría a las mujeres. Con frecuencia, las molestias empeoran durante el embarazo. La terapia por lo general es

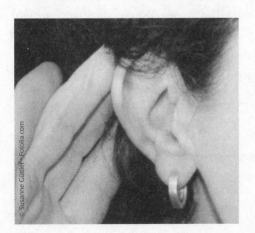

© Susanne Güttler - Fotolia.com

Las mujeres son afectadas más a menudo que los hombres por la deficiencia auditiva causada por la otosclerosis.

quirúrgica, pero los sonidos suelen permanecer, ya que durante la intervención solo se pueden tratar las molestias de la línea de audio. Si no es posible realizar la cirugía o el paciente la rechaza, se procede a la adaptación de una prótesis acústica.

La otosclerosis afecta en su mayoría a las mujeres.

OTITIS CRÓNICA

Esta enfermedad se puede presentar en forma de supuración de la mucosa o de supuración ósea. Por lo general, está ligada a un defecto en el tímpano y entre sus consecuencias se encuentran la sordera y los ruidos en el oído.

ENFERMEDADES CARDIACAS Y CIRCULATORIAS

Estas enfermedades también se pueden resumir con el término *trastorno circulatorio*. Tanto la presión demasiado alta como la demasiado baja pueden causar ruidos en el oído. La subida o bajada de la presión pueden ser solo un trastorno funcional pasajero, pero el causante también puede ser un padecimiento serio. Una lesión valvular en el corazón, por ejemplo, tiene como consecuencia un bajo flujo de sangre; también disminuye la capacidad de bombeo cuando el corazón va debilitándose a causa de la edad. Una malformación vascular asimismo tiene consecuencias parecidas. Dependiendo de dónde se encuentre, el tejido que es surtido por el vaso no recibe suficiente sangre. Si se trata de un vaso que lleva la sangre a la cabeza, esta alteración puede ocasionar ruidos en el oído. Cualquiera que sea el caso, necesita una aclaración de la causa.

Una arteriosclerosis avanzada puede aportar a la aparición de ruidos en el oído por medio del estrechamiento de los vasos.

También la arteriosclerosis avanzada puede ser un factor casual en la aparición de ruidos en el oído, por medio del estrechamiento de los vasos, el cual tiene como consecuencia la acumulación en las paredes de los vasos.

Composición de la sangre y fluidez

La sangre desempeña un papel importante en relación con el tinnitus; por tanto, una anemia, la falta de glóbulos rojos, hierro o hemoglobina pueden causar ruidos en el oído, aunque también un exceso de glóbulos rojos (hiperglobulia) puede tener ese efecto. La viscosidad sanguínea (la fluidez de la sangre) es muy importante para una buena circulación. Una sangre espesa circula por las venas de manera más lenta que una más líquida, y esto puede llevar a problemas de circulación y, por tanto, a ruidos en el oído. La sangre espesa también aporta a las peligrosas acumulaciones en las paredes de los vasos.

Puede contribuir de manera positiva en la fluidez de su sangre por medio de un estilo de vida saludable. Se recomienda hacer un sencillo test de laboratorio cada determinado tiempo para controlar su viscosidad. En dado caso, se puede realizar una flebotomía seguida de una infusión para la dilución de la sangre.

Enfermedad metabólica

Los ruidos en el oído pueden ser un síntoma acompañante de una enfermedad metabólica, como anormalidades en el metabolismo de la grasa, gota o diabetes. Pero también las enfermedades del riñón, de la disfunción tiroidea o la falta de vitaminas pueden llevar a ruidos en el oído, aunque no se ha podido probar un efecto directamente nocivo sobre el aparato auditivo en estas circunstancias. Por eso, se supone que es un efecto nocivo indirecto el que causa el déficit de oxígeno en las células y, con esto, es el responsable de las perturbaciones en el aparato auditivo.

El síndrome cervical

A menudo, los cambios en la construcción de la columna cervical están relacionados con la aparición de ruidos en el oído. Estos cambios, conocidos en el mundo de la medicina como síndrome cervical, por un lado, se pueden ver como efectos por el desgaste (efectos degenerativos) con el paso de los años, o como derivados de la violencia, por ejemplo como consecuencia de un accidente automovilístico.

Los ruidos en el oído en el síndrome cervical,
por lo general, son unilaterales, variables y dependen del movimiento.

Los ruidos en el oído que aparecen en un cuadro de síndrome cervical, generalmente, son unilaterales, varían en su calidad y dependen del movimiento. Es decir, al cambiar la posición de la cabeza también pueden cambiar los ruidos en el oído. Casi siempre, los afectados son los pacientes más jóvenes. La capacidad auditiva es normal, es decir, no existe una pérdida de la audición. Si nota ruidos que dependan del movimiento, consulte con un ortopedista experimentado. Muchas veces basta una maniobra acertada de un quiropráctico para eliminar las molestias.

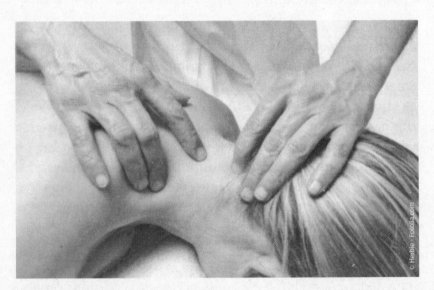

Si los ruidos en el oído aparecen a causa del síndrome cervical, en muchos casos puede ayudar una terapia quiropráctica.

Los siguientes son síntomas que indican que su tinnitus es causado por un trastorno en el área cervical:

- La calidad y el volumen de su tinnitus varían.
- El ruido en el oído cambia dependiendo de la posición de su cuerpo o de su cabeza.
- El ruido en el oído cambia por medio de la actividad física o del deporte.
- Durante el examen ortopédico de la columna cervical o durante un masaje en el área de la nuca o los hombros va cambiando su tinnitus.
- Usted mismo ya ha descubierto puntos de presión en el área de la nuca o de la cabeza que al presionar o masajear cambian su tinnitus.
- Su ruido en el oído es unilateral, excepto si el tinnitus es causado por un trauma cervical, por ejemplo, durante un accidente automovilístico. En este caso, el tinnitus por lo general es bilateral.
- Usted aún es relativamente joven.
- Su oído está normal.

La zona mandibular

Un desgaste en el área de la articulación de la mandíbula, en forma de una artrosis o una simple tensión de los músculos de la mandíbula, pueden provocar tinnitus. Esto es posible por medio de la así llamada maloclusión, una perturbación de las superficies oclusales que genera un mal alineamiento de los dientes superiores con los inferiores. Igualmente, el estrés y las tensiones internas apoyan la formación de estas perturbaciones, ya que inconscientemente se aprieta la mandíbula. Esto causa tensión en la mandíbula y el bruxismo nocturno.

Siempre se recomienda consultar a un dentista o a un ortopeda para precisar y aclarar el tratamiento de estos síntomas. Tomar medidas fisioterapéuticas también ayuda contra estas tensiones, que se pueden transmitir hacia la musculatura del cuello y de la columna cervical. En algunos casos, se considera un tratamiento fisioterapéutico para deshacer las tensiones interiores inconscientes.

Una mala mordida puede ser provocada por una prótesis dental mal hecha y puede causar las molestias arriba mencionadas. Las infecciones en los dientes también se pueden pasar al área del oído y afectar su capacidad auditiva.

ANESTESIA

Debido a la reducida función del sistema circulatorio durante una anestesia, que frecuentemente tiene como consecuencia una oscilación de la presión arterial, se puede presentar un pasajero bajo flujo sanguíneo, que puede traer como consecuencia ruidos en el oído. Asimismo, los anestésicos producen de vez en cuando un efecto directamente tóxico sobre las estructuras del oído interno y con esto causan ruidos. Durante una anestesia, se deberá mantener la cabeza en la posición correcta, pues, de lo contrario, se pueden producir bloqueos en el área de la columna cervical que ocasionarían ruidos en el oído.

ALERGIAS

Se sospecha que debido a la creciente contaminación ambiental por medio de diversas sustancias nocivas, nuestro cuerpo reacciona de manera cada vez más sensible a las sustancias más comunes del día a día. Reacciona alérgicamente, siendo posible tener una gran escala de reacciones ante las diferentes sustancias.

Muchos de nosotros llevamos dentro una predisposición alérgica. En algún momento, por lo general durante una baja de energías y defensas del cuerpo y como consecuencia de un sistema inmunitario abrumado, las alergias se manifiestan. El tinnitus también se puede producir como un síntoma de esta debilidad general, que poco a poco va manifestándose en diversos órganos (en la piel como eczemas o en las mucosas nasales como congestión). Teniendo en cuenta esto, puede haber una relación entre las alergias y los ruidos en el oído.

Posiblemente existe una relación entre las
alergias y los ruidos en el oído.

Sin embargo, el tinnitus en sí nunca se puede adjudicar por completo a una alergia. Así que si le han fallado todos los demás diagnósticos, pero tiene síntomas de que algo sigue "dormitando" en su organismo, vale la pena hacerse un test de alergias. Este puede realizarlo su médico de cabecera, un dermatólogo o un naturista. Por lo general, el examen se efectúa mediante una prueba epicutánea, mejor conocida como la prueba del parche, en la cual una pequeña cantidad de la sustancia que se cree es el detonador de las alergias se inyecta bajo la piel. Si el cuerpo tiene una reacción alérgica, ya se ha identificado al "culpable", y se puede eliminar o ir insensibilizando el cuerpo por medio de hiposensibilización.

Otro buen método de prueba es la electroacupunctura, que comúnmente ofrecen médicos naturistas y especialmente odontólogos. En el área de la boca, existen especialmente, además de la amalgama, una gran variedad de sustancias con las que mucha gente tiene reacciones alérgicas.

ENFERMEDADES INFECCIOSAS

El tinnitus también puede aparecer como consecuencia de una baja de defensas originada por una enfermedad infecciosa, no necesariamente en el oído.

En primer lugar, en estos casos se trata de infecciones por virus. Un tiempo después de haber tenido la infección en el cuerpo, aún se puede diagnosticar. Durante una infección, el cuerpo crea anticuerpos para luchar contra los invasores, o sea, el virus: estos anticuerpos se pueden encontrar en la sangre incluso después de haber tenido la infección. También la sífilis, el VIH o una borreliosis pueden causar ruidos en el oído.

Tapón de cera

Como último, nombraremos una causa de ruidos en el oído totalmente banal e inofensiva, pero igual de molesta y tortuosa que, por lo general, crea una sensación de sordera: los tapones de cera en los oídos. Casi siempre se crean por una higiene exagerada, cuando se intentan limpiar, precisamente, los oídos con bastoncillos de algodón.

Remover la cera de los oídos de forma correcta
En ninguna circunstancia trate de retirar los tapones de cera en los oídos introduciendo bastoncillos de algodón o, peor aún, objetos punzantes (por ejemplo horquillas), porque corre el peligro de perforar su tímpano.

En primera instancia, su médico le recetará gotas para los oídos, para la disolución de los tapones, de forma tal que luego se remueva el taponamiento enjuagando el oído con agua caliente.

El tinnitus y el ruido

El ruido y la formación del tinnitus están estrechamente relacionados. En realidad, ¿qué es el ruido? Es difícil dar una definición. Podríamos afirmar que el ruido es un sonido muy fuerte que percibimos como molesto. Pero este juicio cambia de persona a persona. Mucho depende de nuestra actitud hacia el sonido.

En nuestro día a día estamos constantemente rodeados de ruido.

Los jóvenes perciben la música en las discotecas, en la radio o en casa como suficientemente fuerte, mientras que las personas mayores lo perciben como un ruido insoportable. Por otro lado, muchos jóvenes perciben muy molesto el ruido de los electrodomésticos, mientras que las amas de casa prácticamente ni lo sienten. El tema del ruido es subjetivo.

Así que, en resumen, el ruido son sonidos que subjetivamente percibimos como poco agradables, molestos o incómodos. En el día a día estamos constantemente rodeados de ruido, ya sea por el constante bombardeo de la radio o la televisión, el zumbido de la impresora en la oficina, el timbre del teléfono o los ruidos de las obras en la calle. Todos estamos expuestos a ruidos de forma permanente. Con esto, nuestro oído se exige constantemente a toda hora y nuestras células se estimulan sin interrupción. ¿Cuándo nos tomamos un tiempo para recuperarnos? Cuando caminamos demasiado, al poco tiempo sentimos dolor muscular. Esto es una señal de que esforzamos demasiado nuestra musculatura, por lo que seguramente no volveremos a hacer todo nuestro programa de ejercicio inmediatamente, ya que nos haríamos daño. Lamentablemente, nuestro oído no nos puede dar señales de este sobreesfuerzo en tan corto tiempo.

El ruido también tiene otros efectos que no influyen directamente en el oído. ¿No ha notado cómo su estómago se contrae con un ruido muy fuerte? Estas son reacciones vegetativas,

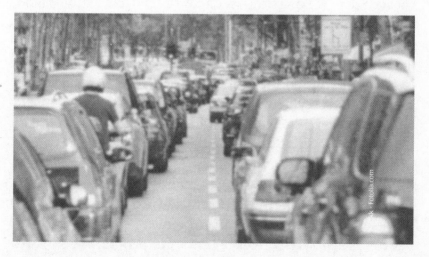

El ruido es un una irritación y un desgaste constante para nuestros oídos.

manejadas por el sistema nervioso vegetativo inconsciente, que también maneja las reacciones del estrés. Exactamente lo mismo pasa con el estrés.

El ruido es una irritación y un desgaste constante para nuestros oídos.

Pero es casi imposible escapar por completo de los ruidos ambientales. Por lo general, estamos obligados a soportar el ruido en nuestra vida diaria; al fin y al cabo, no podemos ir a la oficina con protectores contra el ruido.

El ruido también tiene un buen fin y es la función de alarma. Hace ya tiempos cuando crujía la madera del piso, esto alertaba sobre el enemigo, o el silbido del viento alertaba sobre una tormenta. Esta clase de ruidos eran ruidos útiles para el hombre, eran alarmas. La palabra *alarma* viene del francés y en un principio se utilizaba como "al-arma". Una señal de alarma es una señal de aviso y dispara en nosotros ese mecanismo de estrés: a la lucha y a las armas o a buscar la suerte en la fuga.

Sin embargo, el ruido de nuestro mundo técnico ha hecho que se pierda esta función de alarma y se ha establecido por su cuenta. Estamos expuestos casi ininterrumpidamente a un ruido, que ya no nos alerta de nada, sino nos tortura porque no podemos acostumbrarnos. A lo mejor nos insensibilizamos un poco hacia cierta clase de ruido al que estamos expuestos a diario, por ejemplo en el trabajo. Pero esto solo afecta la percepción personal hacia la molestia y no es una costumbre real. Tarde o temprano notaremos las consecuencias. El ruido es una carga constante para el cuerpo, una especie de estrés constante. El cuerpo debe tener la oportunidad de descargar el estrés, ya que de lo contrario puede sufrir daños a largo plazo. Como lo expresaría el investigador sobre el estrés Hans Selye: por medio de las reacciones de estrés no descargado se crean cicatrices químicas en el cuerpo. Esto trae consecuencias en el metabolismo, que perjudican las células, en este caso, las células sensoriales en el área de la vía auditiva;

entonces, no es raro que el ruido pueda producir tinnitus de esta manera. Pero el ruido también tiene un efecto directamente nocivo sobre nuestro oído.

La exposición al sonido, dependiendo de la intensidad, no solo se puede percibir como molesta, sino también como dolorosa. La exposición a un ruido muy agudo se califica como trauma acústico.

'Pensé que me mataría'

Hace aproximadamente ocho o diez años sufro de zumbidos en los oídos. Todo comenzó al salir de la ducha un día, justo antes de Navidad. De repente ya no escuchaba nada, solo sentía un fuerte ruido en los oídos. Me dio mucho miedo.

Al día siguiente mi oído mejoró un poco, pero seguía escuchando un fuerte silbido en ambos oídos. Escuchaba un poco más, pero todo sonaba tan opaco que no entendía casi nada. Fui a ver a mi médico de cabecera y este no hizo nada, simplemente me transfirió a un otorrinolaringólogo, quien me examinó con un otoscopio y me diagnosticó un taponamiento por cera en el oído. Me dijo que además de limpiar el oído no había mucho más que hacer y me tendría que resignar.

El zumbido iba aumentando cada vez más de volumen y me comenzaba a abrumar. Después de un cuarto de año pensé que me iba a matar. Luego, cuando casualmente hablé con mi médico de cabecera sobre el tema, este se encargó de mi terapia y me daba infusiones de ampollas dos veces al día para mejorar la circulación. Después de casi un año comencé a sentir una leve mejora. Mientras me aplicaba la infusión, los ruidos desaparecían por completo por algunos minutos, pero apenas salía a la calle regresaban. Recibí las infusiones ininterrumpidamente durante cuatro años, en la mañana y en la noche. Nadie lo sabía, tampoco desistí en ningún momento. Después de los cuatro años hicimos una pausa de seis a ocho semanas.

Luego de aproximadamente dos años de la terapia de infusión, de repente mi oído mejoró impresionantemente. Estábamos con unos amigos en un bar y ¡plop!, de un momento a otro recuperé el audio. De repente casi no soportaba el ruido del local. Pero mi alegría era inmensa. Al otro día visité a mi médico de cabecera, quien también se alegró mucho por mí y me dijo que lo lograríamos.

Pero los ruidos en mis oídos persisten hasta hoy. El sonido en mi oído cambia constantemente; en este instante es un silbido, como cuando se carga una nevera. Además, el ruido va cambiando de lado, a veces está en el oído izquierdo, a veces en el derecho, a veces en los dos. Al cambiar el clima también cambian los ruidos en mis oídos.

Por mi trabajo estuve expuesto a ruidos permanentemente. Trabajé como técnico de sonido en la radio durante veinticinco años; además, conduje un camión durante algún tiempo. Siempre me exigí mucho, a veces tenía hasta tres trabajos al mismo tiempo. Trabajaba prácticamente siete días a la semana, e incluso estaba construyendo una casa. Este fue también el momento en que comenzaron los ruidos en el oído.

Ahora estoy pennsionado hace tres años, aunque no por los oídos. Mi tinnitus aún sigue, pero ya aprendí a vivir con él. Sin embargo, me gustaría ensayar nuevos métodos de terapia que pudieran darme una esperanza de mejorar.

Horst M., 64 años, pensionado. Fráncfort, Alemania.

Esto puede ocurrir debido a una explosión, un ruido fuerte o una lesión en la cabeza, lo cual lleva a una lesión del tímpano o del oído interno; la consecuencia es una pérdida de audio inminente que, por lo general, es de corta duración. En la mayoría de los casos, esto se relaciona con la sensación de ruidos de oído subjetivos. La pérdida de audio ocasionada por un trauma auditivo, por lo general, mejora después de cierto tiempo, pero regresa al volver a exponerse a ruidos fuertes.

En un comienzo, la exposición al ruido se puede llegar a percibir como una perturbación del estado de ánimo o en forma de dolores de cabeza, de insomnio, un estado de intranquilidad, problemas cardiacos y nerviosos o altas y bajas de la presión sanguínea. En el mundo de la medicina, esto se denomina *falla autonómica*, la cual depende de nuestro sistema nervioso vegetativo, que es manejado de manera inconsciente, es decir, se sale de nuestro control.

En estas señales podemos reconocer exactamente los síntomas de estrés descritos. ¡Y el ruido es un factor de estrés!

El ruido permanente causa sordera

Quien se expone permanentemente a ruidos fuertes debe contar con una posible sordera por exceso de ruido. Al pasar los años, nuestra capacidad auditiva disminuye, al comienzo casi de forma imperceptible, pero luego cada vez más notoria. Esta sordera afecta ambos oídos y está ligada a ruidos de oído subjetivos en la mayoría de los casos.

Las personas afectadas por sordera debido al exceso de ruido, por lo general, son aquellas constantemente expuestas a ruidos muy fuertes; por ejemplo, las máquinas industriales o aquellas utilizadas en obras pueden llegar a causar un daño masivo en todo el organismo. De la misma manera, las personas expuestas a música muy alta, como los disyoqueis o los técnicos en audio, no están exentas de padecer esta clase de sordera. ¡La sordera por exceso de ruido está en el número uno de las quejas en los seguros laborales!

		Decibelios (dB)	
	Motor de reacción	130	Explosión de volcán
A partir de 90 dB Protección obligatoria para los oídos	Martillo neumático	120	Cascada
	Sierra eléctrica	110	Huracán
A partir de 85 dB Peligro para los oídos, según disposiciones para el lugar trabajo	Bocina	100	Huracán
	Interior del metro	90	Tormenta
A partir de 65 dB Ruido de día: 20 % más de probabilidades de infarto	Ruido de moto	80	Embate de las olas
	Tráfico	70	Aguacero
A partir de 55 dB Ruido de noche: 20 % más probabilidades de infarto	Conversación normal	60	Croar de ranas
	Música de la radio baja	50	Llovizna
	Conversación baja	40	Cantar de un pájaro
Por debajo de 55 dB Actividades que requieren concentración, atención y responsabilidad	Susurro	30	Viento ligero
	Tictac de un reloj	20	Crujido de hojas
	Computador	10	Vuelo de un mosquito
	Pensar	0*	Caer de una pluma

Decibelios (dB)

*Intensidad de diferentes fuentes de ruido.

¿QUÉ HACER?
¡IR AL MÉDICO LO MÁS PRONTO POSIBLE!

¿Cuándo debo acudir al médico? ¿A qué clase de doctor debo acudir? Estas son las primeras preguntas que aparecen cuando se empieza a sufrir de los ruidos en el oído. Lo más importante es mantener la calma.

Observe su tinnitus:

- ¿Cuándo se presentó por primera vez? ¿En qué situación se encontraba? ¿Qué factores externos pudieron llegar a influirlo? ¿Pudo ser ruido o música demasiado fuerte en un concierto o una discoteca?
- ¿En su trabajo está constantemente expuesto a ruidos fuertes, como ruidos de motores de carros o aviones, o hasta de un taladro neumático?
- ¿Acaba de hacer un viaje? ¿Estuvo a una gran altura, por ejemplo esquiando o escalando? ¿Acaba de hacer un curso de buceo durante sus vacaciones?
- ¿Siente síntomas de gripa?
- ¿Tuvo que lidiar con algo que le parece incómodo o molesto? ¿Tiene problemas en su trabajo o su vida privada momentáneamente?

Analícese a fondo. Y luego siga analizando su tinnitus. ¿Está presente a toda hora? ¿Tiene oscilaciones? ¿Acaso los ruidos aparecen solo al pisar su oficina y vuelven a desaparecer al comenzar su entrenamiento de tenis? ¿El volumen y la calidad de los ruidos son siempre iguales o varían? ¿Escucha bien? ¿Su capacidad auditiva ha disminuido desde la aparición del tinnitus?

Obsérvese con cuidado. Las respuestas a estas preguntas son puntos de referencia muy importantes para llegar a los siguientes pasos que deberá realizar. El próximo paso es la visita médica, preferiblemente de inmediato.

Cuéntele a su doctor todo lo que considere relevante, relacionado con la aparición de los ruidos en su oído. Mediante las preguntas formuladas ya le hemos dado algunas ideas. Coméntele todo al doctor, incluso si él no se lo pregunta.

¿QUÉ MÉDICO ES EL INDICADO?

En realidad, no es de gran importancia a qué doctor se acude en un comienzo, ya sea el médico de cabecera o un otorrinolaringólogo, o que acuda a una clínica para recibir atención médica. Lo importante es que este le inspire confianza. Deberá sentir que lo están tomando en serio, que lo están respetando como persona y que es el centro de atención de la consulta. Usted es el centro de atención y no el cuadro clínico que lo inquieta.

Además, el doctor deberá tomarse su tiempo. Deberá tener la oportunidad de contarle cada detalle de su tinnitus. El doctor ha de demostrar interés y participación y hacerle preguntas. Conteste a estas de la manera más exacta y abierta posible.

Si llega a sentir que no está tomándolo en serio o no tiene interés genuino en su problema, o incluso llega a decirle que no se puede hacer nada al respecto, cambie de médico lo más pronto posible, ¡sin dudarlo! Al fin y al cabo, están en juego usted y su salud.

Iniciar el tratamiento una prioridad para su salud.

Dar inicio al tratamiento a tiempo traerá mayores posibilidades de una pronta recuperación. Cuanto más corto sea el lapso entre la aparición de los ruidos hasta el inicio del tratamiento, mucho mejor. Tratarlo en el camino es de extrema importancia tanto para su cuerpo como para su alma.

Las mejoras pueden comenzar en el momento de sentirse atendido por el doctor o durante la primera infusión. No deje transcurrir demasiado tiempo, no le dé una oportunidad al tinnitus de apoderarse de su psiquis, de incrementarse, de amenazarlo. No le dé ninguna oportunidad a la enfermedad de acomodarse en su cabeza y su alma. De esta manera, evitará que su tinnitus acústico se convierta en crónico. Hoy, los expertos consideran como acústico cualquier tinnitus que dure menos de seis meses; transcurrido este tiempo se considera crónico.

Cuanto más pronto tome la iniciativa de tomar acciones contra el tinnitus, más pronto sentirá alivio. Lo peor es la sensación de incertidumbre: se siente inseguro, principalmente porque no sabe lo que está pasando en su cabeza. Esto causa miedo y desespero, se siente impotente frente a los ruidos en su oído. Ya es un alivio en sí poder aclarar qué está ocurriendo con su cuerpo.

La mayoría de los pacientes consultan a su médico de cabecera en primera estancia, regularmente un médico general. Si tiene suerte, este ya tiene experiencia en el tratamiento de ruidos en el oído o al menos sabe cómo proceder en ese caso. Sin embargo, un médico de cabecera responsable lo remitirá a un especialista para realizar un análisis más a fondo, no solo para respaldar su propio diagnóstico, sino también para descartar otras enfermedades acompañantes más serias. Al fin y al cabo, existen varias posibles causas, muchas de ellas en el área del oído, que pueden provocar el tinnitus. El otorrinolaringólogo es la persona más competente para diagnosticar o descartar estos problemas, pero lo más importante es que puede "medir" su tinnitus por medio de técnicas especiales, utilizando la frecuencia y el volumen, y así determinar si su oído está lesionado.

Otra alternativa son las consultas especializadas en tinnitus, que se ofrecen en distintas facultades de medicina de universidades.

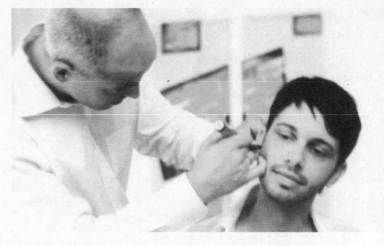

© Photography - Fotolia.com

El médico de cabecera puede ser su primera opción al notar problemas en los oídos.

SU MÉDICO DE CABECERA

Además de lo anotado, ¿qué más puede y debe hacer su médico de cabecera por usted? Aparte de explicarle todos los detalles y, de esta manera, disminuir su miedo, también podrá realizar algunos análisis que ayudarán a aclarar un poco más la situación de su tinnitus. Para esto, deberá preguntarle sobre su estilo de vida, privada y laboral, y los factores que potencialmente podrían haber disparado el tinnitus. Por favor, recuerde las preguntas formuladas para el autoanálisis. Aún más eficiente es trabajar cuestionarios especiales para el tinnitus. Estos son desarrollados por médicos que llevan un largo tiempo investigando esta enfermedad; vale la pena repasar ese cuestionario junto a su doctor.

Aparte de esto, el doctor podrá examinar su ritmo cardiaco y presión. En esta área también existen posibles causas para el ruido de oídos, y un análisis de sangre excluye otras posibles causantes. De esta manera, se podrán descartar otras causas, como sangre demasiado espesa o un nivel de colesterol muy alto. En caso de que su médico de cabecera no pueda realizar estos análisis él mismo, deberá remitirlo a otro especialista, quien por su propia cuenta podrá realizar más exámenes si lo cree conveniente, como un electrocardiograma, una prueba de esfuerzo o una prueba de función pulmonar, que forman parte de un buen chequeo general. En caso de que no se llegue a una causa después de la realización de estos exámenes, es posible efectuar unos cuantos más.

Es muy importante que no deje a un lado la terapia durante el tiempo que se realicen todos estos análisis para descubrir la causa del tinnitus.

Cuestionario: mida su nivel de estrés	
Su escala de estrés personal	**Puntos**
Muerte de la pareja	100
Separación o divorcio del compañero de vida	70
Muerte de un familiar cercano	65
Enfermedad o accidente	55
Pérdida del puesto de trabajo	50
Matrimonio	45
Retiro de la vida laboral	45
Enfermedad de una familiar	45
Embarazo o nacimiento de un bebé	40
Cambios significativos en la vida personal	40
Nuevo puesto de trabajo	35
Crédito o deudas superiores a 20 000 euros	30
Problemas con familiares	30
Comenzar o finalizar la escuela	25
Mudanza	25
Cambios o problemas en el puesto de trabajo	20
Cambio de escuela/comenzar la universidad	20
Cambios en la actividad social	15
Crédito o deudas por debajo de 15 000 euros	15
Cambios en el estilo de vida (dieta nueva, cambios en el ritmo de vida)	15
Vacaciones	12
Días festivos (por ejemplo, Navidad)	10
Problemas con las autoridades, infracciones menores de la ley	10

Resultado

Si en el transcurso de los últimos dos años ha acumulado más de 300 puntos, está en una crisis de vida muy seria, la cual aumenta las posibilidades de enfermarse.

Hasta los 150 puntos su situación es inofensiva. A partir de los 150 puntos, deberá analizar qué puede cambiar en su vida y las circunstancias en las que se encuentra. Con el aumento de los puntos también aumenta la posibilidad de sufrir de enfermedades ocasionadas por el estrés, como el tinnitus. Si ha acumulado más de 200 puntos en el transcurso de los últimos dos años, hay una gran posibilidad de que haya cambios en su salud, ya que demasiadas exigencias a un corto lapso pueden llevar a una enfermedad. El cuerpo ya no cuenta con las reservas de energía suficientes para adaptarse continuamente a las circunstancias y después de cierto tiempo se crea un "derrumbe". Claro que no todos los cambios son malos. Un nuevo amor o un nuevo trabajo que le guste pueden causar un estrés positivo (eustrés). También depende mucho de nuestra actitud ante las situaciones, es decir, un trabajo que nos guste seguramente no lo sentiremos como una carga, aunque nos exija mucho.

"Seguiré siendo un caso de riesgo"

Padezco tinnitus hace dos meses. Después de una noche en la discoteca, mi oído derecho de repente se sintió como anestesiado y escuchaba muy mal; además, sentía un fuerte silbido en ese oído. Supe que era una pérdida de audición. Solo dos meses antes ya había sufrido una pérdida de audición en el oído izquierdo, también después de ir a una discoteca. A la mañana siguiente, visité a mi médico de cabecera, quien supo de inmediato de qué se trataba. Me aplicó una inyección con un medicamento para aumentar el flujo sanguíneo y me dijo que mi carente circulación habría sido la causa del problema. La inyección funcionó a la perfección. La sensación de sordera y los ruidos en el oído desaparecieron inmediatamente después de la aplicación de la inyección.

Luego de la segunda pérdida de audición, mi médico de cabecera me propuso una terapia de infusión. Recibí diez infusiones, que me hicieron diariamente. Poco a poco desapareció la sensación de sordera, pero el silbido se mantuvo igual. Al estar en un ambiente ocupado, podía soportar el silbido, pero estando en un ambiente tranquilo era casi torturante.

En algún momento, yo mismo le propuse a mi médico de cabecera que me remitiera a un otorrinolaringólogo, el cual me recomendó una tomografía computarizada. Estos análisis se realizaron en un consultorio radiológico y produjo la sospecha de un tumor en el área del nervio auditivo. Para llegar al fondo de todo, fui enviado a una clínica especializada. Allí al menos recibí la buena noticia de que no se trataba de algo maligno, sino de un pequeño tumor en el área del nervio auditivo, que en dadas ocasiones se inflama y ejerce presión sobre el nervio. Me comentaron que no podría evitar ruidos y silbidos en el oído de vez en cuando. Me desaconsejaron una cirugía. Por casualidad di con la terapia hiperbárica de oxígeno. Antes de comenzar la terapia, tuve que pasar por otros análisis con mi médico de cabecera, entre otros, un electrocardiograma y una prueba de capacidad pulmonar.

Entonces, pude comenzar mi primera terapia en el centro de terapia hiperbárica de oxígeno. Soporté bien el exceso de presión y no tuve problemas con la compensación de presión. Pero después de la primera sesión empeoró el ruido en mi oído; el silbido empeoró. Finalmente, después de la cuarta o quinta sesión comencé a sentir una mejora. El silbido empeoraba luego de cada sesión, pero después de ese empeoramiento siempre comenzaba a mejorar, cada vez más. Todo esto ocurrió paso a paso. El tono bajaba cada vez más su intensidad y el nivel era cada vez más soportable. Después de la séptima u octava sesión comencé a mejorar notablemente. Antes de lo pensado ya tenía una conversación con mi doctor. Por lo general, en el centro se espera hasta las diez sesiones para esto. Decidimos sesiones para esto. Decidimos continuar, para obtener aún mejores resultados. Acabo de realizar mi decimoprimera sesión y me siento mucho mejor. El intenso silbido se convirtió un susurro más soportable.

En cuanto a mi estilo de vida, tuve que cambiarlo un poco. Mi doctor insistió en mantenerme alejado del alcohol y del tabaco, lo que para mí es una pérdida en mi estilo de vida. Pero lo más difícil es ya no poder ir a las discotecas sin preocuparme. El hecho de que, en mi caso, el detonante de la enfermedad fue el ruido lo tengo claro. También tengo muy claro que de ahora en adelante debo evitar el ruido. En cuanto a los ruidos en mis oídos, espero seguir mejorando. Algo muy bueno fue la tomografía computarizada. Sin ese análisis, aún no sabría que tengo esa especie de tumor, por lo cual estaré en riesgo de padecer tinnitus por el resto de mi vida.

Rainer F., 22 años, estudiante. Ludwigsburg, Alemania.

EL TRAUMATÓLOGO

Entre los especialistas que deberá visitar, la prioridad es el traumatólogo, ya que los daños en la columna vertebral son una causa muy común en los casos de tinnitus. El traumatólogo se ocupará principalmente de la columna cervical y buscará posibles bloqueos en ella (deformaciones en el cuerpo vertebral). Además, examinará qué tan tensionada se encuentra la musculatura del cuello y los hombros. Para descubrir si existe algún proceso degenerativo, señales de deterioro físico o algún problema en la columna vertebral o cervical, el doctor seguramente realizará radiografías de la columna. Esto también es importante para decidir el tipo de terapia apropiada.

El traumatólogo también le podrá recomendar algunos tratamientos, ya sea una terapia de movimiento, fisioterapia o una terapia manual, también llamada quiropráctica. Posiblemente hasta él mismo se la pueda realizar.

El traumatólogo podrá descubrir lesiones o deformidades en su columna.

EL NEURÓLOGO

Otro especialista que se debería consultar sería el neurólogo, ya que el tinnitus también puede ocasionarse por problemas nerviosos. Se sabe que un trastorno funcional de las células sensoriales de la vía auditiva puede ser la base de un tinnitus. La vía auditiva consta en gran parte de fibras nerviosas y también incluye algunas partes del cerebro. El neurólogo podrá examinarlo para determinar la ubicación del trastorno. También existen varias afectaciones al sistema nervioso en sí que pueden causar tinnitus. A estas también pertenece el neuroma acústico (véase pág. 44).

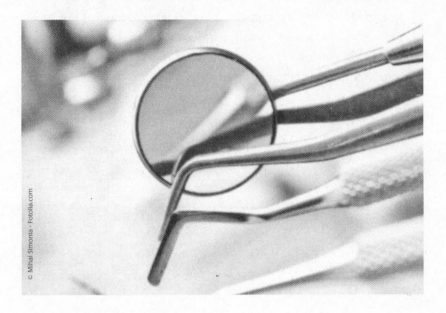

También en la boca o la mandíbula se pueden encontrar posibles causas para su tinnitus.

EL ODONTÓLOGO

¿Cuándo fue la última vez que visitó a su odontólogo? Si ha transcurrido ya un largo tiempo, debería programar una visita lo más pronto posible. El tinnitus también puede ser causa de un problema dental o mandibular. De ser necesario, su odontólogo lo remitirá a un ortodoncista, ya que el problema también puede provenir del área de la mandíbula o de la articulación de la mandíbula.

En caso de un cuadro clínico tan complejo como el tinnitus, se deberán sacar todos los registros. Aunque el estrés desempeñe un papel importante, es difícil conocer su efecto sobre el paciente. Es de gran ayuda hablar con una persona cercana, que pueda verlo de una manera más objetiva y crítica. Esta le podrá ayudar a darse cuenta de comportamientos nocivos que usted mismo no considera como tal. Por ejemplo, si es un adicto al trabajo, no admitirá estar bajo estrés mientras desarrolla su tarea favorita (trabajar), pero, en efecto, este estrés podría ser la causa de su tinnitus.

¿Bisturí u oxígeno?
Lo que sirve es bueno

No existe una panacea contra el tinnitus (acúfeno), porque se trata de un fenómeno muy subjetivo. Esto es algo que debe tenerse en cuenta también en la terapia, ya que se debe asimilar a sus necesidades individuales. En este capítulo, presentaremos las terapias que tuvieron algún éxito en el tratamiento contra el tinnitus. Por un lado, se trata de terapias de la medicina tradicional, pero presentamos también terapias alternativas, pues la enfermedad es muy compleja y no se puede dominar solo por principios científicos.

Nadie puede prever cuáles son los efectos de una terapia en un caso particular. En la actualidad, existen muchos métodos que se aplican en el tratamiento, pero no existe ninguno que pueda reclamar el derecho de ser el más eficiente o mejor. Lo que ayuda a un paciente, para otro puede quedar sin efecto.

Los médicos tradicionales tildan muchos procedimientos terapéuticos de los así llamados métodos alternativos de sanación con el atributo negativo "no reconocido científicamente", pero la experiencia muestra que estos procedimientos sí ayudan a algunos pacientes. Lastimosamente, para estas terapias, no existen resultados generalmente válidos de investigaciones porque, en comparación con la medicina tradicional, solo existen pocos médicos que las aplican y, por eso, los estudios se basan únicamente en pocos casos.

También se deben tener en cuenta los costos, ya que gran parte de estos métodos alternativos todavía no están científicamente reconocidos y los seguros médicos no están dispuestos a cubrir los costos del tratamiento.

Sin embargo, al menos existe en la medicina, desde hace algún tiempo, una tendencia a dejar de considerar la medicina tradicional como un contraste irreconciliable con los métodos alternativos, pues ya se piensa en principios integrales. Cuando el medicamento sintético o el bisturí del cirujano ayudan, está bien. Cuando la dosificación homeopática o el extracto natural de plantas ayudan, eso también es bueno. O como lo expresó el reconocido médico tradicional U. Eysholdt, de la Clínica para Otorrinolaringología de Erlangen: "La medicina alternativa se justifica por el éxito y la medicina tradicional no debería ser demasiado vanidosa para reconocer este resultado cuando se presenta".

Decida sin prejuicios cuál de las terapias es la más adecuada para usted.

Para usted puede valer como pauta personal: lo que sirve es bueno. Lea estas propuestas de terapias tan imparcialmente como le sea posible. Decida sin prejuicios cuál de las terapias le parece la más adecuada para usted.

Encontrar la terapia correcta para uno mismo no es fácil. ¡Consulte con su médico! También existen muchas asociaciones que pueden remitirlo con gusto a las direcciones de terapeutas experimentados para los diferentes métodos terapéuticos. ¡Intercambie también experiencias en grupos de autoayuda! Al final de este libro, en la parte de servicios, se pueden encontrar direcciones y más información.

De todas maneras, en un caso de tinnitus se debe proceder de la siguiente manera:

- Conversación detallada con el médico, preguntar por las posibles causas o factores desencadenantes, información general sobre el tinnitus.
- Examen otorrinolaringológico, examen general, examen de sangre.
- Terapia.

A continuación, describiremos las terapias contra el tinnitus agudo, y después presentaremos posibilidades para el tratamiento del más complejo tinnitus crónico.

TINNITUS AGUDO:
LAS PRIMERAS VEINTICUATRO HORAS CUENTAN

Recordemos: cada año se enferman solo en Alemania alrededor de trescientas mil personas de tinnitus. En estos casos de tinnitus "frescos" o agudos, es muy importante diseñar la terapia inicial de la manera más encauzada y efectiva posible. Se habla de un tinnitus agudo cuando el sonido en la oreja no dura más de tres meses (según algunos expertos, hasta seis meses).

Lo más importante en un tinnitus agudo es
actuar tan rápido como sea posible.

La pregunta central para usted es, primero que todo, cuánto tiempo lleva este tinnitus hasta el momento. Cuanto más rápido empiece la terapia después de la aparición aguda del ruido en el oído, más alta es la esperanza de una mejoría o de una sanación. En el tratamiento de ruidos agudos en el oído, existen terapias que por experiencia han dado buenos resultados.

En la selección de la terapia, se agregan otros factores, como la carga psíquica que se presenta como su sufrimiento personal. Seguramente también va a tener en cuenta cuáles consecuencias y efectos secundarios puede tener una terapia.

MEJORAR LA CIRCULACIÓN

En general, se ha demostrado con éxito tratar cada caso de tinnitus en su fase aguda como un trastorno de circulación, sobre todo cuando está acompañado de una pérdida repentina del oído. Pero el tinnitus también puede ser una señal previa para una pérdida del oído, otra razón más para actuar rápidamente.

Como ya habíamos explicado, se supone que la causa fisiológica de un acúfeno es un trastorno de la función de las células sensoriales del oído interno. Como causa de la pérdida repentina del oído, se considera un trastorno en la circulación sanguínea en el oído interno. Ambas causas llevan a una limitación del transporte de las sustancias nutritivas y el oxígeno que las células reciben por medio de la sangre. Por eso, solo puede ser útil mejorar la circulación.

> Solo cuando la terapia que estimula la circulación se inicia con rapidez, posiblemente en las primeras veinticuatro horas, se pueden reparar los daños que se presentan en las células por abastecimiento insuficiente. Por medio de una terapia encauzada es posible influenciar en esta fase el metabolismo mal dirigido de las células de una manera rápida y adecuada, antes de que se manifieste la función errónea y lleve a daños irrevocables.

Cuando el tratamiento empieza temprano, las posibilidades de éxito están alrededor de 80 %. En este margen de éxito, se cuentan también las sanaciones espontáneas, que pueden llegar a 65 %. ¡Pero, por favor, no deje nada al azar! El tratamiento puede realizarse de forma ambulatoria o clínica.

Es un riesgo si la sangre es demasiado espesa,
porque impide una buena circulación.

Aparte de una conversación detallada con el médico y un examen por un otorrinolaringólogo para descartar, por ejemplo, una inflamación del oído interno, se realiza también un detallado examen general y un análisis de sangre. Además de los resultados de hemoglobina (color rojo de la sangre), importan también los resultados que informan sobre la capacidad de flujo de la sangre. Una sangre demasiado espesa es un factor de riesgo: la sangre espesa fluye con más dificultad por las venas que una sangre más líquida y dificulta una buena circulación por su sola consistencia.

TERAPIA DE INFUSIÓN

Una terapia de infusión se considera la mejor y más segura terapia inicial. Esta terapia es un deber absoluto para pacientes que sufrieron, aparte de los ruidos en el oído, una pérdida repentina del oído, que tienen una presión alta o cuya sangre es demasiado espesa. Si es posible, deberían optar por una estadía en una clínica para hacerse estas terapias. Aunque a uno no le guste mucho quedarse en una clínica, tiene que pensar en las ventajas que eso tiene en su situación: se encuentra bajo observación y puede recibir tratamiento las veinticuatro horas. Algunos pacientes presentan reacciones alérgicas a ciertos ingredientes de las infusiones, que se pueden tratar de una vez en la clínica. Y algo más importante: está en reposo. En primer lugar, está lejos del estrés cotidiano; en segundo lugar, tiene la seguridad de que alguien está pendiente de usted. Esta sensación de seguridad lo tranquiliza también. Sabe qué está haciendo todo lo posible por su salud.

Un médico general o internista con experiencia también puede aplicar la terapia de infusión de manera ambulatoria. En

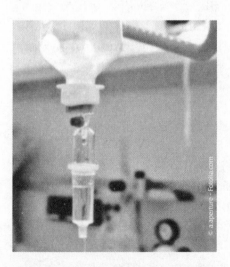

este caso, debería desplazarse todos los días, incluso hasta dos veces diarias, a su consultorio para recibir las infusiones. Además, el médico puede formularle un medicamento para mejorar la circulación. Esta terapia se puede tener en consideración para pacientes sin aumento de presión, que no tienen la sangre espesa, que no sufrieron de una pérdida de oído y que parecen generalmente estables.

En los casos agudos de tinnitus, una terapia de infusión que estimule la circulación es la mejor opción.

¡Pero tenga en cuenta el esfuerzo para un tratamiento ambulatorio en la práctica! Los transportes significan para usted una carga adicional y también un estrés adicional en este estado de salud, ya delicado.

> Las infusiones se aplican aproximadamente dos semanas. En la mayoría de los casos, uno recibe hasta diez tratamientos de infusión. En algunos pacientes, el éxito del tratamiento ya es satisfactorio después de unas pocas infusiones, de manera que se puede desistir del tratamiento. Eso se debe acordar, por supuesto, con el médico. Generalmente, el objetivo de la terapia es un estado libre de molestias.

Las infusiones se componen de sustancias que mejoran la capacidad de flujo de la sangre. La sustancia básica es un así llamado "expansor" de plasma (por ejemplo, dextran bajo molecular o hidroxietilalmidón) y un medicamento que se añade a la infusión (pentoxifilina, naftidrofuril). Cada médico y cada clínica prefieren un determinado medicamento con el cual lograron mejores resultados. Hay remedios a base de químicos, pero con aditivos naturales de plantas, como el ginkgo biloba, con los que se obtuvieron buenos resultados.

A veces cambia la forma del zumbido durante los tratamientos de infusión.

Puede que sienta una mejoría incluso después de las primeras infusiones. Durante el tratamiento de infusión, algunos pacientes sienten cómo cambia la calidad del zumbido en el oído; este efecto puede desaparecer nuevamente después del tratamiento. Pero el solo cambio en la calidad del zumbido, provocado por la terapia —aunque los sonidos empeoren de manera transitoria—, se puede considerar una reacción positiva al tratamiento.

Cuando no sienta efecto positivo después de las primeras infusiones, se recomienda seguir con el tratamiento. Tal vez se debería cambiar el aditivo de la infusión; eso se debe acordar con su médico.

Las personas reaccionan de diferentes maneras a las mismas sustancias. No espere milagros, pero tampoco pierda su esperanza. Siga con el tratamiento y apoye a su médico en el diagnóstico de su enfermedad.

Otras posibilidades

La medicina dispone también de otras posibilidades: la terapia con oxígeno hiperbárico (HBO) se ha convertido en una opción en el tratamiento del tinnitus agudo. Todo lo que necesita saber sobre esta terapia, lo encuentra a partir de la página 99.

Tinnitus crónico:
AQUÍ TAMBIÉN CUENTA EL FACTOR TIEMPO

Un caso muy diferente del tinnitus agudo es el tinnitus crónico. Lastimosamente, sigue siendo todavía un problema terapéutico más grande para la medicina, pero aquí también vale:

Las posibilidades de un alivio del sufrimiento son más limitadas a medida que ha pasado más tiempo entre los primeros síntomas y el comienzo de la terapia.

Como el tinnitus crónico es tan complejo, vamos a dedicar mucho espacio a las diferentes formas de terapia, y también tocaremos temas similares. Como ya anotamos: lo que sirve es bueno. Informaremos acerca de:

• Los pilares de la medicina tradicional (terapias con medicamentos, operacional y física), y otras terapias reconocidas por la medicina tradicional (como la terapia neural o quiropráctica).

- Las opciones de la medicina alternativa, por ejemplo terapia con oxígeno o acupuntura.
- Métodos de fisioterapia y métodos de relajación.

Frecuencia de las diferentes terapias contra tinnitus	
Medicamentos para la circulación	79%
Infusiones en la clínica	44%
Quiropráctica	42%
Infusiones ambulatorias	39%
Autoayuda, relajación autógena, yoga	30%
Antidepresivos, tranquilizantes	30%
Suplementos vitamínicos o magnesio	27%
Acupuntura	26%
Terapia neural	23%
Homeopatía	19%
Bloqueo del ganglio estrellado	15%
Psicoterapia	13%
Otros métodos	10%

Estos son datos de la Liga Alemana contra el Tinnitus, que realizó una encuesta entre los pacientes. Los números muestran el porcentaje de pacientes que usan la respectiva terapia.

TERAPIA CON MEDICAMENTOS

En esta forma de terapia se aplican remedios que fortalecen la circulación que ya conocemos del tinnitus agudo y una serie de otros remedios. Entre ellos:

- Antiarrítmicos.
- Anticonvulsivos.
- Antagonistas de calcio.

- Antidepresivos y tranquilizantes.
- Glutamato.

En general, el objetivo de la terapia con medicamentos es quitar el trastorno de funcionamiento que causa el zumbido en el oído. La gama de medicamentos todavía es bastante escasa, pues hasta ahora solo se conocen muy pocos remedios que tengan un efecto selectivo en el oído.

Medicamentos que mejoran la circulación

En los casos de tinnitus crónico, los medicamentos para mejorar la circulación se aplican por medio de infusiones, pero también se pueden ingerir. Su aplicación se considera:

- En los casos de un inicio reciente de la enfermedad.
- Como apoyo a otras formas de tratamiento.
- Cuando la terapia dura más de cuatro semanas.
- En combinación con otro remedio que no tenga el mismo mecanismo de acción.

En el caso de un tinnitus que exista de tres o seis meses, las posibilidades de lograr una mejoría con medicamentos que estimulan la circulación son más bajas que en un tinnitus "fresco".

Más allá de los medicamentos que estimulan la circulación, se conoce en la actualidad una serie de otros remedios exitosos en los tratamientos de acúfenos. Inicialmente, todos estos medicamentos se desarrollaron contra enfermedades diferentes, antes de que se mostrara en la práctica y en la investigación que sirven también contra el tinnitus. Como la medicina es consciente de que la aparición de un tinnitus se puede basar en trastornos de la distribución de la carga eléctrica en las células sensitivas, en la terapia se aplican medicamentos que tienen efecto sobre estos potenciales en las membranas celulares.

Hoy día se conoce una serie de medicamentos
que sirven para el tratamiento de acúfenos.

Esto funciona de la siguiente manera: cada célula tiene cargas eléctricas en sus partes externas e internas. Las necesita para funcionar normalmente y para que su metabolismo pueda desarrollarse sin problemas. Cuando este equilibrio de las cargas eléctricas se pierde, surgen trastornos en el funcionamiento de la célula. Eso no solo se puede observar en el área del oído cuando se presenta un tinnitus, ya que una serie de otros trastornos en diferentes órganos se desarrollan de la misma forma, como la arritmia cardiaca. Teniendo en cuenta esto, no extraña que medicamentos que alivian las molestias del tinnitus inicialmente fueran desarrollados contra los trastornos en el funcionamiento de otros órganos.

Antiarrítmicos

Antes de una terapia con medicamentos antiarrítmicos (y anticonvulsivos), generalmente se practica una prueba de lidocaína para saber si el paciente reacciona y cómo a estos medicamentos. Puesto que durante esta prueba se presentan variedad de efectos secundarios, solo se puede realizar en una clínica y bajo observación permanente de médicos.

Si el paciente siente un cambio en la calidad de los ruidos en el oído durante o después de una infusión con la adición de lidocaína, una terapia con estos remedios se considera eficiente. Alrededor de 60 % de los pacientes con acúfeno crónico sin una causa conocida reaccionan positivamente a esta prueba. En los pacientes con semejante reacción a la lidocaína, se puede hacer un intento con estos medicamentos. Pero el médico siempre va a medir cuidadosamente estas terapias, porque tienen fuertes efectos secundarios. Cuando el sufrimiento del paciente es relativamente grande, este debe estar dispuesto a aguantar los efectos colaterales. En estos casos, hay que ponderar las ventajas y los riesgos.

La terapia con antiarrítmicos tiene fuertes efectos secundarios.

La sustancia más usada del grupo de los antiarrítmicos es la tocainida. Por su composición es muy parecida a la lidocaína. La lidocaína es un anestésico local que calma también la alterabilidad, tiene efecto contra trastornos arrítmicos del corazón y reduce las palpitaciones. Funciona porque tiene una influencia estabilizadora sobre la membrana celular y calma la transmisión de estímulos. La tocainida se toma en tabletas.

Lastimosamente, esta terapia solo tiene efecto en muy pocos pacientes (2 %). Para mejorar el tinnitus, se deben aplicar unas dosis muy altas por un tiempo prolongado, lo cual solo resisten muy pocos pacientes.

Anticonvulsivos

Este grupo de medicamentos también tiene un efecto estabilizador sobre la membrana de las células y disminuye de esta manera la irritabilidad de las vías nerviosas, durante la transmisión de estímulos. En primer lugar, estos medicamentos se utilizan en el tratamiento de la epilepsia y de síntomas de abstinencia durante una desintoxicación de adictos a las drogas o al alcohol. La aplicación debe ser bien pensada debido a sus efectos secundarios.

Estos medicamentos mostraron efectos favorables sobre todo en el tratamiento de tinnitus objetivo, causado por contracciones involuntarias de la musculatura del paladar. En estos casos, la sustancia más común es la carbamazepina, que se toma también en tabletas.

Antagonistas de calcio

Este grupo de medicamentos impide la entrada de calcio en las células. Se usan en el tratamiento de diferentes enfermedades del corazón, como la enfermedad coronaria, o en casos de presión alta. Como la función de las células sensoriales depende, entre otras cosas, del calcio, los antagonistas de calcio se aplican en el tratamiento del tinnitus para normalizar la entrada equivocada del calcio en las células. A causa de sus pocos efectos secundarios, son una opción en los casos de tinnitus. Los más usados son estas sustancias: flunarizina o sibelio, y nimodipina.

Antidepresivos y tranquilizadores

Estos medicamentos, que se aplican sobre todo contra depresiones, estados de mal humor e inquietud pueden calmar la sensación subjetiva del tinnitus. Se supone que el efecto terapéutico se basa en un efecto general de calma, igual que en el impedimento de algunos factores que aumentan el tinnitus.

Advertencia: ¡algunos de estos medicamentos pueden causar dependencia! Sin embargo, el tinnitus puede volver después de suprimir el medicamento.

Glutamato

Se trata de un neurotransmisor, es decir, un medicamento que aumenta la transmisión de estímulos en las vías nerviosas. Se supone que la aplicación de glutamato suprime una actividad enfermiza espontánea en el área del oído. El glutamato se aplica en forma de infusiones en clínicas especializadas en este tratamiento, donde todavía se investiga su eficacia. ¡Reiteramos que algunos medicamentos y sustancias también pueden causar tinnitus!

En estos casos, se debe suprimir el uso o reponerlos por otros medicamentos, en coordinación con el médico.

Terapia operativa

Las intervenciones quirúrgicas solo se deben realizar en casos graves de tinnitus. Deben analizarse bien, ya que el éxito terapéutico es imprevisible. Solo en el caso de algunas enfermedades raras que pueden causar un tinnitus, la operación es la primera opción. Este procedimiento es la única posibilidad de curar, por ejemplo, anomalías de vasos o un neuroma acústico (véase pág. 44). La operación se usa también en una otosclerosis (véase pág. 47).

Implantes

Para pacientes con tinnitus que perdieron completamente su capacidad de oír, se ofrece un "implante de cóclea" (cóclea: hueso en forma de caracol en el oído interno). Este implante se usa en pacientes sordos, para que estos recuperen el oído. Resulta que, de esta manera, disminuyen también los ruidos en el oído. El implante se coloca en el oído interno y emite impulsos eléctricos que bajan la sensibilidad de ruidos existentes dentro del oído. Según estudios en los Estados Unidos, 74 % de los ruidos del oído se pudieron calmar de esta manera.

Nadie puede garantizar que los acúfenos desaparecen
para siempre por medio de un implante.

Pero, como ya mencionamos, la operación solo se realiza en pacientes que se quedaron sordos. En pacientes con tinnitus que todavía oyen bien, el implante destruirá el resto del oído y llevará a la sordera. Además, nadie puede garantizar que por medio del implante desaparezcan los acúfenos para siempre. Al contrario, se conocen casos en los que los ruidos aparecieron solo después de la operación.

Por esta razón, una intervención semejante se debe analizar muy bien en cada caso, porque el éxito no está garantizado. Además, se debe observar el seguimiento de la investigación y el desarrollo.

Cuando el problema está en la mandíbula

Un tratamiento "estomatognatológico" se recomienda cuando se detectan cambios en las articulaciones maxilares o en el aparato de movilidad maxilar mediante un examen ortopédico maxilar. Como se mencionó en el capítulo anterior, estos cambios pueden causar también un tinnitus. Por medio de tratamientos especiales en la mandíbula, se pueden aliviar las tensiones de los maseteros y trastornos de movimiento en las articulaciones maxilares y, de paso, el tinnitus.

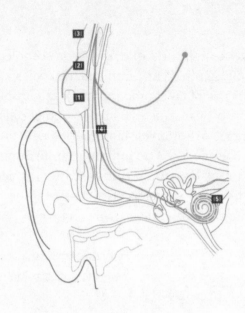

Las partes del implante de la cóclea: (1) micrófono, (2) cable, (3) bobina, (4) electrodo, (5) cóclea.

TERAPIA FÍSICA: AUDÍFONOS

Una gran parte de la terapia física del tinnitus se sirve del "disfraz": se aprovecha el fenómeno físico de cubrir un tono por otro similar. Aunque el tono por cubrir (tinnitus) todavía existe, se percibe de una forma reducida.

El afectado reconoce este efecto de cubrimiento también tiene en cuenta que en un ambiente con diferentes sonidos no le molesta tanto su acúfeno como en un silencio absoluto. Eso se llama "disfraz" del tinnitus por ruido ambiental.

Con frecuencia, para el afectado de un tinnitus es suficiente valerse de sonidos permanentes en su entorno (radio o televisión) para disminuir claramente los ruidos en su oído. Algunos pacientes sintonizan mal la estación de su radio a propósito, porque este ruido les parece agradable para disimular el acúfeno. Los ruidos del tinnitus se pueden cubrir, aparte de los audífonos, con los denominados *enmascaradores del tinnitus* o instrumento de tinnitus.

En 80 % de los casos, el tinnitus se acompaña de sordera. Por medio de un audífono se aumenta el ruido ambiental. Para muchos pacientes eso ya es suficiente para que el tinnitus pierda importancia.

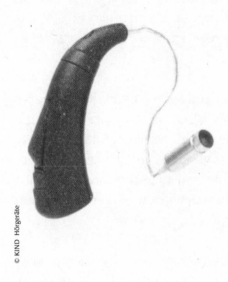

© KIND Hörgeräte

Un audífono moderno se usa detrás de la oreja.

El audífono debe ser ajustado por un experto, y tanto la tolerancia como el beneficio se deben probar de manera suficiente. Aproveche entonces el servicio de poder ensayar el audífono por un tiempo. Los audífonos modernos son unas obras maravillosas de la técnica. Reciben señales acústicas, los transforman en energía eléctrica, los refuerzan y los vuelven a transformar en sonidos. Por medio de un uso consecuente de la microelectrónica y de elementos cada vez más pequeños, se ha logrado construir audífonos tan minúsculos que caben muy discretamente dentro de la oreja.

Aproveche la posibilidad de ensayar el audífono por un tiempo.

Enmascarador de tinnitus

Un enmascarador de tinnitus es una clase de audífono que produce ruidos y disfraza de esta manera el tinnitus. Parece un audífono que se coloca detrás de la oreja o dentro de ella. El ruido que se produce tiene diferentes anchos de banda (con referencia a la calidad del tono) y una escala de volúmenes. El usuario puede ajustar las dos cosas: puede volver el ruido artificial más alto o más bajo, o lo puede apagar; tiene este "tinnitus" bajo control. Esta clase de enmascarador de tinnitus ha resultado muy útil en pacientes con problemas de insomnio.

En la primera adaptación del aparato, se debe portar por un tiempo de prueba para ver cómo uno se las arregla con él. Debería usarse en diferentes situaciones para evaluar el provecho efectivo; solo después se debe formular regularmente.

Instrumento de tinnitus

Esto es una combinación de un audífono con un enmascarador de tinnitus. Si un audífono no le basta a un paciente para disfrazar su tinnitus, este instrumento puede ser la solución. Se ofrece sobre todo para pacientes que escuchan muy mal. Con estos instrumentos, el paciente también puede escoger las funciones, o sea, controlar también el ruido del aparato. Los instrumentos se pueden instalar en una o en ambas orejas.

El instrumento de tinnitus le permite al paciente escoger las funciones del aparato.

En la instalación de todos los aparatos, el control permanente es muy importante: la idea es que el paciente pueda aprovecharlos de verdad.

Un enmascarador no tiene mucho sentido cuando se trata de una disminución fuerte, porque el ruido para tapar el acúfeno deberá ser muy duro y sería desagradable para el paciente.

Los enmascaradores disfrazan, por un lado, el tinnitus, y por otro, desvían la atención del paciente de sus propios ruidos en el oído y la cabeza, por medio de estos nuevos y artificiales ruidos ambientales.

Además, es muy importante determinar y aprovechar el efecto de supresión. Eso significa que el tinnitus desaparece también algún tiempo después de apagar el aparato; este periodo puede variar. El objetivo ideal de esta terapia, es decir, el efecto ideal de estos aparatos debería ser que este lapso se extienda lo más largo posible, preferiblemente hasta desaparecer el tono para siempre.

Si se da cuenta de que el tinnitus desaparece por algún tiempo después de apagar el aparato, puede usarlo solo por un tiempo más corto, por ejemplo una hora por día, y esperar a ver qué pasa.

En los países de habla inglesa, el método del enmascarador es más común que, por ejemplo, en Alemania, y tiene cierto éxito: según la American Tinnitus Association, 60 % de los portadores del enmascarador siente un gran alivio. La técnica sofisticada exige una calificación muy alta del técnico y buena cooperación entre médicos y expertos en acústica o técnicos en acústica de audífonos. Técnicamente, el aparato debe ajustarse cuidadosamente para que logre su objetivo. En Alemania todavía no se cumplen todas las condiciones al respecto.

En principio, se puede tapar cualquier ruido de tinnitus, pero en la práctica eso solo aplica para 25 % de los afectados.

Si se requiere un sonido muy fuerte para tapar el ruido no se usa el enmascarador, ya que el volumen necesario sería intolerable.

Terapia de reeducación del tinnitus (TRT)

Esta terapia tiene buenas expectativas de éxito. Un elemento básico de este método es la aplicación del así llamado *tinnitus Noiser*. Estos pequeños audífonos producen un ruido de banda ancha que cubre todas las frecuencias de nuestro oído. Este ruido es muy bajo, apenas perceptible. De esta manera, el cerebro se entrena para ignorar el ruido del oído y percibir otros sonidos. Los *Noiser* solo se usan por horas, máximo seis horas diarias. Poco a poco, el volumen del ruido se ajusta a la capacidad aumentada del oído.

Los Noiser *solo se usan por horas, máximo seis horas al día.*

La terapia del TRT dura unos dos años y se supervisa por otorrinolaringólogos, psicólogos y especialistas en audífonos. Esta terapia se puede iniciar con una estadía de seis a ocho semanas en una clínica especializada, pero también es posible un tratamiento ambulatorio. El *Noiser* debe ajustarse por un especialista experimentado en audífonos.

Por medio de la terapia TRT, los pacientes deben aprender a manejar mejor su acúfeno hasta cuando puedan pasarlo por alto. Para eso, se aprovecha la capacidad del centro auditivo en el cerebro de seleccionar sonidos importantes y suprimir los no importantes. El objetivo de este entrenamiento es que el paciente perciba el ruido en su oído poco a poco como algo secundario, como el zumbido permanente del computador.

Las posibilidades de un audífono

Muchos afectados por el tinnitus buscan primeros auxilios en un almacén de audífonos. Allá les pueden ayudar, pero la visita donde un médico especializado es indispensable. Una especialista en audífonos de Fráncfort nos cuenta lo siguiente:

Cada vez más estamos enfrentados con el problema del zumbido en el oído. En la mayoría de los casos, se trata de pacientes que, aparte de un tinnitus, también sufren de una disminución del oído. Frecuentemente, nos consultan personas que se quejan de zumbidos en el oído y todavía no han visitado un médico. Sin embargo, podemos ayudar en estos casos. Podemos hacer un examen del oído y determinar el radioespectro del zumbido. Después, verificamos si este ruido se puede tapar, es decir, si se puede cubrir con otros sonidos dentro del mismo ancho de banda, de manera que el afectado ya no lo perciba.

En muchas personas con disminución de la capacidad auditiva, basta un audífono para tapar el tinnitus en sí por el aumento de los sonidos ambientales. El portador mismo puede ajustar el volumen. El paciente se puede llevar el aparato a la casa y usarlo de prueba durante dos semanas. Si no le sirve y no siente un alivio en su vida cotidiana, le recomendamos acudir a un otorrinolaringólogo para practicarle otros exámenes y prescribirle un aparato adecuado.

Si no basta un audífono, se puede pensar en un enmascarador de tinnitus o un "instrumento de tinnitus". Todos estos aparatos se ofrecen como dispositivo que se pone dentro de la oreja o detrás de ella. Los enmascaradores de tinnitus normalmente son un poco más grandes que un audífono normal, pero también existe la posibilidad de convertir un audífono normal en un enmascarador de tinnitus. Hay una amplia gama de aparatos y precios. Existen diferencias, al igual que entre un carro Golf y un Mercedes Benz. Los seguros médicos cubren normalmente los gastos para un audífono hasta cierto precio, y esta cantidad fija cubre un cuidado suficiente del paciente. Pero para un audífono último modelo que satisfaga todas las exigencias, el paciente tiene que pagar una parte más o menos grande.

Para personas que sufren sobre todo de insomnio por culpa de su tinnitus, existe una forma especial del audífono como ayuda para dormir. Es un pequeño aparato que se coloca dentro de la oreja y que está conectado con una almohada por medio de una inducción que se pone debajo del cojín. Esta almohada se conecta a través de un cable con un radio o una grabadora. De esta manera, el altoparlante del aparato está apagado y no le molesta a la pareja que duerme al lado de uno. La transmisión de los sonidos se realiza por inducción y se puede desistir de un cable que normalmente se necesita para usar el audífono.

Generalmente, los pacientes logran manejar muy bien sus audífonos o enmascaradores. La aceptación es muy grande, incluso personas jóvenes portan su audífono sin problemas. Hoy día, existen en el mercado aparatos de diferentes colores que parecen divertidos.

Después de la prescripción y del ajuste del audífono, los pacientes reciben un "carné del audífono" con los diferentes datos del aparato y el grado de disminución del oído. Además, se anotan allá las fechas para los exámenes de control tanto en nuestro almacén como donde el médico. Eso sirve para un control del desarrollo, porque el zumbido en el oído puede cambiar con el tiempo, igual que el mismo oído. Además, se hace un mantenimiento técnico de los audífonos. En el primer año, este se realiza cada seis meses, después basta un control anual.

Estimulación eléctrica

La estimulación eléctrica se realiza por medio de electrodos que generan un impulso eléctrico sobre diferentes partes de las vías auditivas. De esta manera, se influye positivamente sobre el tinnitus en algunos casos. Los electrodos se fijan internamente en el área del oído medio o interno, o también externamente en la oreja, o el cuero cabelludo, en la parte del mastoideo. Por medio de la estimulación eléctrica es posible determinar el tinnitus desde su lugar de origen.

Se diferencia entre un tinnitus periférico que surge del área del caracol del oído interno o en el área del nervio auditivo, y el tinnitus central que tiene su origen en las vías auditivas centrales o en partes del cerebro.

Hoy día, la estimulación eléctrica solo se aplica raras veces.

La simulación eléctrica se usa cada vez menos, porque está vinculada con unos efectos secundarios muy desagradables, y puede causar irritaciones o daños en el oído interno. Además, el grado de corriente que se necesita para suprimir el tinnitus se percibe como muy desagradable y hasta doloroso, porque causa estímulos de sonido en el oído interno.

Iontoforesis

Esta es una forma especial de la estimulación eléctrica. Se aplican medicamentos por medio de unos electrodos especiales en las vías auditivas. Lo más importante es la anestesia local en las vías auditivas y el tímpano, por medio de la aplicación de un anestésico local (lidocaína, véase pág. 82) el cual tiene un efecto supresor sobre el tinnitus (solo en 20 % de los casos se logró suprimir totalmente con este método). El efecto tampoco fue duradero, como lo mostró un control en los pacientes después de unos meses. Por su dudoso éxito, este método ya casi no se usa.

Terapia neural

La terapia neural está, al igual que la quiropráctica, entre las llamadas *terapias de reflejo* que se basan en la influencia sobre diferentes lugares del cuerpo por medio de una manipulación de las zonas reflejas. Estas se encuentran en diversos lugares del cuerpo y no siempre cerca de "su" órgano. La terapia neural fue desarrollada en la década de 1920 por dos médicos y se basa en la aplicación terapéutica de la anestesia local.

Hasta este tiempo, los anestésicos locales solo se aplicaron para suprimir el dolor durante una intervención quirúrgica. El objetivo de la terapia neural es encontrar los llamados *campos perturbadores* y corregir el trastorno de la regulación en las respectivas partes del cuerpo.

Otros nombres para este método de tratamiento son, por ejemplo, terapia de infiltración, anestesia terapéutica local, anestesia sanadora, etc. El tratamiento se aplica por medio de inyecciones de anestésicos locales, por ejemplo procaína o lidocaína. Estos se pueden inyectar de diferentes maneras, como "terapia de ronchas", como inyección encauzada en músculos o articulaciones, o en forma del llamado *bloqueo de un nervio.*

El objetivo de la terapia neural es encontrar campos perturbadores y regular trastornos funcionales.

En el tratamiento del tinnitus, se inyectan, por medio de un anestésico local, "ronchas" debajo de la piel en el área del cuello y de la cabeza. Esto se realiza en diferentes puntos de los cuales se sabe que, por medio de ellos, se puede influir sobre trastornos de función en el área del órgano auditivo; directamente debajo de la piel se forman pequeñas vesículas. La selección del anestésico y de los puntos exactos de inyección depende del terapeuta.

Si les tiene miedo a las inyecciones o incluso ha reaccionado alguna vez a una inyección con un colapso, hable abiertamente con su médico sobre este problema y decida junto a él si esta clase de terapia es una opción para usted.

Después de la "terapia de ronchas" puede aparecer un enrojecimiento o picazón en los puntos de inyección: esto es una reacción al estímulo causado por el tratamiento. En caso de que suela tener reacciones alérgicas, debe informarle a su médico. Aunque las reacciones alérgicas después de una terapia neurálgica son muy raras, no deben descuidarse.

Estas reacciones se pueden prevenir si se evalúa la tolerancia al anestésico local por medio de una pequeña roncha en la parte interior del brazo.

Bloqueo del ganglio estrellado

Una forma especial de terapia neurálgica en los tratamientos del tinnitus es el bloqueo del ganglio estrellado, una parte de la red nerviosa simpática. Como esta terapia no es inofensiva, debe realizarla solo un experto. Bloqueo, en medicina, significa la aplicación de una cantidad bastante grande de un anestésico local en la raíz de un nervio o un cordón nervioso del sistema nervioso vegetativo. Por medio del bloqueo del ganglio estrellado se disminuye la irritabilidad en el área de la cabeza y de los hombros.

Puesto que se sabe que los ruidos en el oído están estrechamente vinculados con una irritabilidad enfermiza de las células sensitivas, esta terapia se aplica sobre todo en casos de tinnitus; pero no solo es una opción para el tinnitus, sino también en casos de migraña o el síndrome de hombro-brazo.

Como reacción al bloqueo, se presenta el llamado síndrome de Horner. Se afectan transitoriamente los músculos oculares y, en el área de los hombros, se presenta una sensación de calor. Pero eso solo es una reacción transitoria que muestra que el bloqueo funciona. Cuando se aplica solo un pequeña cantidad del anestésico local, esta reacción también puede faltar, sin que eso signifique que el bloqueo falló.

Tanto la técnica de la inyección como la manera y la cantidad del analgésico dependen naturalmente del terapeuta. Un terapeuta considerado le explicará, antes de empezar la terapia, el procedimiento y los posibles efectos secundarios.

Nosotros solo podemos recomendar esta terapia con reserva, pues es muy costosa y hasta ahora solo se han reportado pocos éxitos asegurados.

¿Quiroterapia o terapia manual?
El término quiroterapia se deriva de la palabra griega queri, 'mano'. Este método de examen o tratamiento solo se ejerce con las manos.

El quiropráctico determina primero, con una técnica de examen manual, si existen cambios, malformaciones y trastornos de función en el área de las articulaciones y, sobre todo, de la columna. Después, se puede arreglar o corregir el trastorno por medio de ciertas maniobras, o sea, manipulaciones en las respectivas articulaciones.

En los tratamientos del tinnitus, se trata en la mayoría de los casos de un tratamiento terapéutico de la columna cervical, ya que (como se explicó en la página 50), el tinnitus con frecuencia está vinculado con cambios en el área de la columna cervical.

El quiropráctico puede eliminar o corregir trastornos
funcionales con unas maniobras encauzadas.

Un quiropráctico experimentado puede evaluar el estado de su columna cervical por medio de un examen especial. Lo más importante son las pequeñas articulaciones entre las vértebras, cuyos cambios y trastornos no se pueden ver en una radiografía. Sin embargo, a veces es necesario tomar una radiografía de la parte por tratar para excluir posibles contraindicaciones de una terapia quiropráctica.

Estas contraindicaciones pueden ser, por ejemplo, fracturas, un tumor, metástasis, procesos inflamatorios o una osteoporosis avanzada. También, las consecuencias del desgaste que se muestran, sobre todo, como pequeñas bridas de hueso en la respectiva parte de la columna cervical pueden constituirse en contraindicaciones. Todo eso es importante para el quiropráctico, pues así este evalúa si semejante terapia tiene sentido.

En la quiropráctica no se presenta de una vez un efecto local del tratamiento: los bloqueos se disuelven entre las pequeñas articulaciones entre las vértebras y, de esta manera, se corrigen malas posiciones articulares.

Con la quiroterapia se tratan también los músculos.

Este tratamiento también tiene un efecto integral en el organismo, porque la columna encierra la médula espinal donde salen los nervios que abastecen todo nuestro cuerpo. Estos son responsables de muchas funciones del cuerpo que se pueden regular al mismo tiempo por tales tratamientos.

En una quiroterapia se tratan también los músculos cuya tarea es mantener el esqueleto en su posición. Cuando los músculos son demasiado débiles o, al contrario, demasiado tensos, eso puede causar malas posiciones o deformaciones. Como esta rigidez puede ser muy dolorosa, el cuerpo busca automáticamente después de un tiempo una posición un poco torcida para cuidarse, es decir, la posición donde puede aguantar mejor el dolor. Uno se puede acostumbrar a esta mala posición de manera que ya no se sienta antinatural y vive con ella por mucho tiempo. Solo por un examen quiropráctico se da cuenta de ello. No es de extrañar que luego de un tratamiento quiropráctico, la mala posición regrese después de un tiempo.

Los músculos demasiado débiles o fuertes tiran nuevamente al esqueleto hacia su vieja mala posición y la columna adquiere nuevamente su posición acostumbrada en la parte afectada. Si ese es su caso, no depende del conocimiento de su terapeuta, sino de las viejas costumbres de su cuerpo; por eso, es muy importante para el éxito duradero de una corrección que se fije en sus músculos. Lo mejor es una corrección activa por medio de una fisioterapia que le ayude a entrenar determinados músculos.

Unos masajes adicionales también ayudan. ¡Solo consulte con buenos y experimentados quiroprácticos! Lo mejor sería si su ortopedista tuviera también esta capacitación.

El terapeuta va a evaluar también el estado de su musculatura en el área afectada. Después de la quiropráctica, le prescribirá un relajante muscular si existe una fuerte tensión en la musculatura. En un examen de control después de unos días, él puede evaluar hasta dónde la corrección de la mala posición es estable o inestable. Con frecuencia se necesita una segunda corrección.

Pero cuidado: ¡no debería exigirle a su columna más que tres correcciones en la misma área en un lapso de unas dos semanas!

Masaje

El masaje es una clase de terapia de reflejo y una terapia manual, mientras se aplique solo con las manos y no con la ayuda de un chorro de agua (masaje bajo agua) o de cepillos o palitos.

En el tratamiento del tinnitus, el masaje tiene un efecto de apoyo: mejora la circulación en la musculatura de la nuca y de los hombros y disuelve la rigidez en esta área.

Durante el masaje se trata la piel, el tejido conjuntivo y la musculatura.

Durante el masaje se tratan la piel y los tejidos más profundos, como el tejido conjuntivo y la musculatura. De esta manera, se activa el metabolismo en estos tejidos, se mejora la circulación y se aumenta la descarga de toxinas cuya concentración lleva a endurecimiento o miogelosas. El tono (grado de tensión) de la musculatura se normaliza tanto en un músculo flácido como en uno tensionado. Además de la circulación sanguínea, se activa también la circulación de la linfa (drenaje linfático).

Algunas formas del masaje, como el masaje del tejido conjuntivo o el masaje de las zonas reflejo, tienen también un efecto sobre los órganos internos por medio del reflejo; además, un masaje tiene un efecto relajante sobre la psique. El masaje no se debe aplicar en enfermedades de la piel, en lesiones en la superficie de la piel y enfermedades infecciosas agudas.

¡El masaje no debe doler! Es un error pensar que el efecto tiene una relación directa con el esfuerzo del masajista. Aquí no vale el dicho lo malo se expulsa por medio de lo malo. Los masajes siempre se deben percibir como algo agradable. Sobre todo en el caso de un tinnitus, vinculado a trastornos de funcionamiento de la columna cervical, solo se debe aplicar un masaje muy suave. Una aplicación demasiado fuerte puede empeorar el tinnitus. Si se utiliza calor antes del masaje, en forma de cataplasmas de fango o aire caliente, puede reforzar su efecto. Una terapia de estimulación por corriente también puede servir para la relajación de la musculatura.

El masaje más común en Europa es el denominado *masaje sueco*. Como forma de terapia médica, solo se usa desde el siglo pasado.

Otras formas son, por ejemplo, el masaje del tejido conjuntivo o el masaje de zonas reflejo: un método asiático es el *shiatsu*.

Fisioterapia

Con la ayuda de ejercicios fisioterapéuticos se entrenan directamente los diferentes músculos o grupos musculares. Aquí nos interesa, sobre todo, la columna cervical por su influencia sobre el tinnitus. Ella se debe aliviar por una musculatura más fuerte y estabilizar al mismo tiempo. Semejante entrenamiento muscular es el mejor método para corregir malas posiciones de una manera activa y prevenir su aparición. La quiroterapia, los masajes y la fisioterapia se complementan perfectamente.

Por medio de un entrenamiento muscular, puede prevenir o corregir activamente las malas posiciones.

¡Pero uno debería proceder sistemáticamente! Primero que todo, deje examinar su columna cervical. ¿Existe una mala posición de las vértebras? ¿Se puede solucionar con terapias manuales? ¿El efecto es estable?

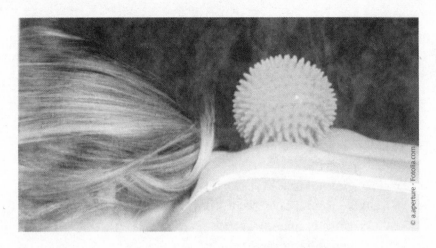

Un entrenamiento encauzado a la columna cervical, combinado con una relajación de los músculos, puede aliviar los dolores.

Después de una terapia manual, la musculatura en el área tratada duele a veces, de manera que otro masaje no sería muy agradable. Se recomienda en su lugar aplicar algún método para la relajación muscular. Para esto existen medicamentos (llamados *relajantes musculares*), pero se puede usar también la mencionada terapia de estímulos eléctricos o, simplemente, buscar calor, incluso en forma de baños termales. Cuando el dolor ha disminuido, lo que dura unos días, se recomienda un masaje para relajar la musculatura. Lo más común es un ciclo de seis o diez tratamientos; solo después se recomienda una fisioterapia.

MÉTODOS ALTERNATIVOS DE TRATAMIENTO

Muchos métodos de tratamiento de la medicina tradicional son exitosos en pacientes con tinnitus, pero otros también fallan por completo. Por eso, se entiende cuando los pacientes buscan ayuda en la medicina alternativa, la cual ha mostrado efectos positivos en algunos casos. Por medicina alternativa entendemos todo el espectro de terapias desde la oxigenoterapia, pasando por la acupuntura, hasta la fitoterapia.

Oxigenoterapia

En este término se suman todas las formas de terapias que se sirven del oxígeno como medicamento. Se trata de un oxígeno meramente médico o formas activadas de oxígeno (por ejemplo el ozono). El objetivo de esta terapia es activar el metabolismo de oxígeno, mejorar el consumo y aumentar el provecho de este en los tejidos. Hay diferentes formas de oxigenoterapias:

- Oxigenoterapia hiperbárica (HBO).
- Oxigenoterapia en varios pasos (SMT).
- Oxigenoterapia intravenosa.
- Oxigenoterapia hematógena (HOT).
- Oxigenoterapia con ozono.

La HBO y la SMT son formas de la oxigenoterapia que tienen un efecto terapéutico, comprobado por investigaciones en casos de tinnitus. Eso vale sobre todo para un tinnitus agudo, pero también para el tinnitus crónico cuando todavía no ha pasado mucho tiempo. Eso no significa que las otras formas de la oxigenoterapia no sirvan, solo que hasta hoy no hay resultados claros respecto del tratamiento del tinnitus; sin embargo, tienen una influencia muy positiva y regenerativa sobre el organismo entero.

Sin oxígeno no hay vida. Todas las células del cuerpo necesitan oxígeno para funcionar. La falta de oxígeno lleva a una inaptitud de los grupos celulares o tejidos y de órganos enteros. ¿Qué tiene que ver todo eso con el tinnitus? Algunas enfermedades producen insuficiencia de oxígeno en el oído. Las células reciben poco de este medio vital y no son capaces de realizar correctamente su función. Este trastorno de función se muestra, entre otras cosas, como ruido en el oído (acúfeno).

Un abastamiento insuficiente de oxígeno
en el oído puede ocasionar ruidos.

El oxígeno llega a las células por los vasos sanguíneos, y está ligado, en la sangre, a la hemoglobina, pero una pequeña parte también está disuelta en ella. Los vasos más pequeños que abastecen los tejidos con oxígeno se llaman *capilares*. La sangre en los capilares contiene más oxígeno que los tejidos, por lo cual tenemos un "salto de presión". La consecuencia es que el oxígeno "camina" desde los capilares donde el contenido de oxígeno es más alto hacia las células que tienen un contenido de oxígeno más bajo, para equilibrar la diferencia. Todo eso sigue una ley física que dice que todos los gases tienden a distribuirse de manera uniforme.

Si existe una falta de oxígeno, el salto de presión a veces no basta para abastecer las células del tejido; esto hace pensar que se debería aumentar el contenido de oxígeno en la sangre. Como el aire que respiramos solo contiene 21 % de oxígeno, se puede garantizar un aumento cuando respiramos oxígeno a 100 %.

Pero la presión del oxígeno que respiramos también desempaña un papel importante. En las alturas, el ser humano sufre un abastecimiento insuficiente de oxígeno. ¿Por qué? El aire que respiramos sigue siendo el mismo; no importa si es al nivel del mar o en las montañas, siempre tiene un porcentaje de 21 % de oxígeno. Lo que cambia en las alturas es la presión. En estas es más baja y asimismo baja también la presión del oxígeno. Por tanto, se puede pensar que la oferta de oxígeno se podría aumentar si se sube la presión bajo la cual lo respiramos.

El resultado se suma prácticamente cuando: 1) respiramos oxígeno puro y 2) lo respiramos bajo una presión más alta: eso exactamente pasa durante la oxigenoterapia de alta presión u oxigenoterapia hiperbárica (HBO).

Oxigenoterapia hiperbárica (HBO): ¿cómo funciona la HBO? La HBO se aplica en una cámara cerrada que se parece vagamente a un gran vagón de tren. En Alemania son cada vez más los centros de oxígeno y las grandes clínicas que ofrecen esta terapia. Su principio surge de la medicina del buceo y se aplica cada vez más en la terapia del tinnitus.

Las cámaras hiperbáricas ofrecen varios puestos, así que no estará solo. Existen cámaras en forma de una caja, de un túnel o de cilindro. En Japón, por ejemplo, estas cámaras tienen casi el tamaño (y la comodidad) de una sala de estar. Durante el tratamiento uno puede leer o escuchar música.

Cada tratamiento es un "viaje" en el que el paciente entra en la cámara. Poco a poco, la presión atmosférica dentro de la cámara se duplica por 1.5 y hasta 2.5 de la presión normal. En estas condiciones, a los pacientes se les aplica oxígeno medicinal por medio de una máscara. La sesión dura aproximadamente una hora, incluso las fases de aumento y disminución de presión.

Para facilitar la adaptación del cuerpo a la sobrepresión, en algunos centros se realizan los primeros "viajes" con una presión más baja. Solo después, cuando el paciente se adapta bien, se aumenta poco a poco la presión. Para prevenir complicaciones y efectos secundarios, antes de la terapia se le practica a cada paciente un electrocardiograma, un examen de función de los pulmones y, si es necesario, una radiografía del tórax.

Los pacientes cuya función pulmonar es disminuida, como los asmáticos, no son aptos para estas terapias, al igual que personas con epilepsia, ya que por esta oxigenoterapia se pueden desencadenar ataques espasmódicos.

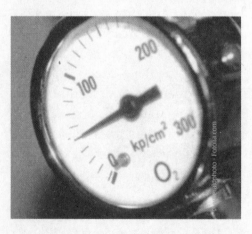

El oxígeno que se aplica en la terapia está exactamente dosificado.

Tampoco se puede aplicar en pacientes con graves insuficiencias coronarias, o en portadores de marcapasos.

"Como buceando"

Me encuentro antes de mi primer "viaje" a la cámara. En verdad, tengo un poco de miedo. Toda la gente aquí en el centro es muy querida y casi todas las personas que vienen al tratamiento son compañeros del infortunio; ellos también sufren de tinnitus. Algunos ya mejoraron gracias a la oxigenoterapia. A ver cómo me va a mí. Tengo mucha curiosidad. La cámara se parece a un vagón de tren. En los dos lados hay tres puestos y, por encima de cada silla, se encuentra una conexión de oxígeno. Antes de subirse, cada uno recibe su máscara de oxígeno. Un joven muy querido me explica cómo se coloca esta máscara. La cabeza hacia adelante, amarrar, fijar…, y ya está.

Ahora debo entrar en la cámara. Me parece un poco estrecha. No se ve muy cómoda. Pero los otros ya están sentados ahí. Y según cuentan, el tratamiento les hizo mucho bien. La primera vez, todos tenían un poco de miedo ante lo desconocido. Bueno, me atrevo entonces. Me siento al lado de una mujer de mi edad. Para ella ya es el quinto "viaje". Nuestro grupo está completo. La puerta se cierra desde afuera. Enseguida empieza.

Desde aquí adentro nos podemos comunicar por medio de un intercomunicador con el joven que maneja la consola de mando. Y mi médico también está. "¿Hola, como están todos?", escuchamos la pregunta por el intercomunicador. "Muy bien", gritan todos juntos. "¿Todo bien?" "¡Sí, todo bien!" "¿Quieren un poco de música?" "¡Oh, sí!" Y empiezan a sonar los éxitos actuales.

Todos trajeron algo para leer. Con la máscara sobre la nariz y boca es un poco difícil comunicarse. Se demora unos 15 min hasta que se logra la presión máxima, apenas ahora debemos colocar las máscaras.

Escuchamos la orden desde afuera: "¡Ahora pueden ponerse las máscaras!".

Con un poco de habilidad y ayuda de mi vecina, lo logro. Dentro de mis oídos siento cómo sube la presión, como si fuera esquiando y subiendo en la góndola del teleférico a la cima. Cuando paso saliva, me siento mejor. Antes del viaje me ofrecieron gotas para la nariz, pero, como generalmente no tengo problemas con la respiración nasal, no las necesito.

Ahora, reina el silencio. Lo único que se escucha son los sonidos de nuestra respiración. Como buceando. Conozco estos sonidos de películas, estas inhalaciones y exhalaciones profundas y tranquilas. Poco a poco se pierde mi angustia. Me siento bien. Y hace calor aquí adentro. Trato de leer.

"¿Todo bien ahí adentro", escuchamos la pregunta desde afuera: "Ya pueden quitarse las máscaras". Unos minutos después se abre la puerta. Estoy de vuelta en la Tierra. Pero no fue nada grave.

¿Y mi tinnitus? Durante el viaje, honestamente no me he fijado mucho en él. Ahora está igual que antes del viaje. ¿O de pronto un poco más suave?

De alguna manera siento mi cabeza más liviana. Tengo la sensación de que me hizo bien y confío en los otros viajes. Tengo uno cada día, solo los fines de semana tengo libre. Soy optimista.

Michaela B., 36 años, secretaria en *Weiden*.

Se recomienda, además, no realizar viajes en la cámara de oxígeno cuando existen infecciones agudas; y si sufre de claustrofobia y tiene miedo en espacios pequeños o cerrados, esta terapia tampoco se recomienda.

En infecciones agudas,
no se deben realizar viajes en la cámara de oxígeno.

Las personas que tienen problemas con la compensación de la presión o dificultades con la respiración nasal deberían acordar esta terapia con su otorrinolaringólogo.

Aparte de un posible malestar, vértigo transitorio o irritaciones en las vías auditivas, no existen efectos secundarios graves. Pero, en algunos casos, los ruidos en el oído pueden empeorar después del viaje en la cámara.

Eso se debe considerar como reacción a la terapia. Si de todas formas, tiene inquietudes o miedo, uno de los médicos del centro de oxígeno lo acompañará sin problemas a su primer viaje en la cámara. Obviamente, cada viaje es observado desde afuera por expertos a través de un monitor y ventanas de seguridad. Si es necesario, la sesión se puede interrumpir también en cualquier momento.

El HBO es una forma de terapia muy eficiente en casos de un tinnitus "fresco", pérdida repentina de oído y traumas después de un estallido fuerte. Para pacientes con un tinnitus crónico, esta terapia se puede por lo menos tener en cuenta. Se recomiendan 10 "viajes" en dos semanas; en algunos centros se puede "viajar" también los fines de semana. Si la terapia de HBO se aplica en la fase aguda, es decir, dentro de las primeras semanas después de la aparición del ruido en el oído, la cuota de éxito en el sentido de una mejoría está en más de sesenta por ciento. Pero este número se debe evaluar de manera crítica, pues se cuentan también las mejorías transitorias.

Sin embargo, los seguros médicos (en Alemania) están dispuestos a correr con los gastos en casos agudos en que el tinnitus no persiste más de tres meses.

Terapia de oxígeno en varios pasos (SMT): la SMT tiene el siguiente objetivo y principio de funcionamiento: se trata de aumentar por mucho tiempo el abastecimiento de los tejidos con oxígeno que ha disminuido por la edad o graves circunstancias de la vida y crear de esta manera una clase de reserva para el cuerpo. Se ha demostrado que, después de una terapia con oxígeno, las reservas de energía se mantienen por mucho tiempo en el cuerpo y se muestran en el aumento de la capacidad de rendimiento físico. Este efecto puede durar meses o hasta años. Esta mejoría se muestra sobre todo en pacientes con un estado general de debilidad, mientras que en personas saludables con un buen estado físico no se percibe un gran aumento del rendimiento.

El fuerte efecto estimulante sobre el sistema inmunitario se muestra en el tratamiento de pacientes con cáncer, de forma que la SMT hoy día se ha convertido en una parte indispensable de una terapia integral y biológica contra esta enfermedad.

> *La SMT tiene un efecto regenerativo sobre todo el organismo y estimula el sistema inmunitario.*

Un efecto directo y positivo sobre el tinnitus se confirmó por medio de investigaciones. La SMT, igual que otras formas de la oxigenoterapia, tiene un efecto regenerativo sobre todo el organismo y estimula el sistema inmunitario, es decir, previene síntomas de agobio y estrés. Como estos factores están vinculados al desarrollo del tinnitus, semejante medida es muy útil.

La oxigenoterapia funciona por medio de un mecanismo que mejora la microcirculación, o sea, la circulación en los vasos más pequeños, los capilares. La oxigenoterapia consiste, como indica su nombre, en varias partes o pasos: en primer lugar, recibe una mezcla de vitaminas y magnesio para mejorar la recepción del oxígeno y su aprovechamiento en los tejidos. Después, sigue la inhalación de oxígeno puro a través de una máscara. Eso se aplica primero en reposo y después bajo esfuerzo físico, según la capacidad de cada uno. La oxigenoterapia se aplica en centros especializados, pero últimamente cada vez más en los consultorios médicos. Por lo general, el seguro no cubre estos costos.

Oxigenoterapia intravenosa u "oxivenación": en esta forma de la oxigenoterapia, el oxígeno se aplica directamente en la vena del paciente. La cantidad y la velocidad se adaptan según la condición de cada paciente.

Solo expertos deben aplicar esta terapia, porque la técnica requiere aprendizaje cuidadoso. Su médico debe decidir si esta forma de la oxigenoterapia es apta para usted.

Terapia hematógena de oxidación (HOT): para esta terapia, se le extrae primero una pequeña cantidad de sangre (60-80 cm³). Por medio de un aditivo (citrato sódico) se impide la coagulación de la sangre. Después, esta sangre se espuma con oxígeno y es tratada con rayos UV de cierta longitud de ondas en un aparato especial. Se desarrolla una forma activada de oxígeno. La sangre enriquecida con oxígeno se le vuelve a inyectar nuevamente al paciente.

Oxigenoterapia con ozono: en esta terapia se añade al oxígeno una pequeña cantidad de ozono, una forma activada del oxígeno. Esta mezcla de gases se puede aplicar de diferentes maneras.

Para la autohemoterapia, la sangre que se extrae del paciente se enriquece con esta mezcla de gases y se le vuelve a inyectar, aunque se puede aplicar también un tratamiento exterior con este gas. Pequeñas cantidades de gas se pueden inyectar también directamente.

En la autohemoterapia, se logran diferentes objetivos por la aplicación de distintas concentraciones de ozono. Así, pequeñas cantidades de ozono sirven para mejorar las condiciones de la circulación. Se puede influir positivamente sobre las características del flujo de la sangre y se aumenta el abastecimiento del tejido con oxígeno por medio de aquella.

Grandes cantidades de oxígeno tienen un efecto antiséptico y se aplican en infecciones graves y para mejorar la sanación de heridas.

Las perspectivas de éxito en las oxigenoterapias dependen de la gravedad del trastorno de la circulación y del daño sufrido en el oído. Se recomienda combinar la clásica SMT con una de las otras terapias aquí descritas, ya que aumentan sus efectos recíprocamente.

Acupuntura

La acupuntura tiene sus orígenes en China; las primeras fuentes escritas sobre este procedimiento tienen unos 2200 años. Esta terapia se basa en el conocimiento de que la causa de cada enfermedad es un bloqueo del flujo de energía.

> *La acupuntura trata de disolver bloqueos en el flujo de energía.*

La energía —el llamado qi o chi— fluye en los meridianos por todo el cuerpo, sobre los que se encuentran los puntos de acupuntura. Por medio de una estimulación o un apaciguamiento de estos puntos, se puede influenciar y regular el flujo de energía. La acupuntura se llama también *terapia de regulación*.

En una enfermedad, la energía no puede fluir libremente y se estanca. Algunas partes del cuerpo tienen demasiada; y otras, muy poca energía. Por medio de la estimulación de los puntos de energía, se levantan estos bloqueos del flujo de energía de manera que el qi puede volver a fluir libremente.

Energéticamente, los meridianos están conectados con ciertos órganos y círculos de funciones. Cuando se detecta un trastorno en la función de un órgano, el flujo de energía se regula en el meridiano correspondiente, es decir, si le falta energía se le suministra más energía; si tiene demasiada energía se le quita el excedente.

Esta energía no es algo entendible y mensurable en el sentido occidental. Los meridianos tampoco coinciden con los nervios o venas de nuestro cuerpo. Pero hoy día, los éxitos de la acupuntura se reconocen también cada vez más en Occidente. El tratamiento del tinnitus se realiza por medio de los meridianos afectados en cada persona. Esos no son solo los que quedan en el área de la cabeza.

Durante el examen, antes de la primera terapia de acupuntura, se determina prácticamente un completo estatus energético del cuerpo. La terapia se aplica en los lugares donde el terapeuta encuentra una falta o un excedente de energía. ¡No se extrañe, entonces, si se le colocan también agujas en sus piernas, aunque la consulta sea por un acúfeno!

La selección del terapeuta es muy importante. Actualmente existen cada vez más médicos con una especialización en acupuntura. La cantidad de sesiones depende de su reacción a la terapia, y eso no lo puede prever ningún terapeuta. Entonces, ¡tenga cuidado si un terapeuta quiere fijar de una vez cierto número de sesiones antes de que haya finalizado la primera! Como en otros tratamientos que tienen un efecto regulatorio, se tiene que contar aquí tam-

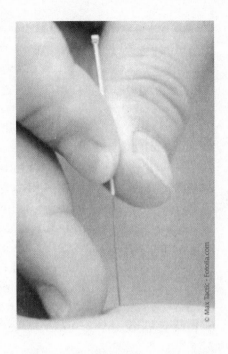

La acupuntura se cuenta hoy en día entre los reconocidos tratamientos alternativos o complementarios.

bién con un empeoramiento inicial. Un terapeuta responsable le va a advertir sobre este punto. La terapia debe durar hasta que se presente un mejoramiento. El síntoma no tiene que desaparecer completamente. Lo importante es que se ha iniciado algo. Aquí es válido lo mismo que en todos los métodos de la medicina alternativa: ayudar al cuerpo para poder ayudarse. De ninguna manera se deberían recibir más de 10 o 12 sesiones de acupuntura seguidas. Si en este punto todavía no se ha presentado una mejoría, no debería seguir con esta terapia.

La acupuntura le ayuda al cuerpo a ayudarse.

Si su enfermedad existe hace mucho tiempo, no hay necesidad —ni siquiera se recomienda— de recibir sesiones seguidas.

Bastan dos o tres sesiones por semana, pero el tiempo total del tratamiento no debe ser muy largo, es decir, no realice cuatro sesiones antes de sus vacaciones y cuatro después. Eso no lo haría ningún acupunturista serio.

Cuando se presenta una mejoría, debería darle un poco más de tiempo a su cuerpo entre las sesiones y aumentar los intervalos. La acupuntura provoca estímulos y el cuerpo necesita tiempo para reaccionar. Si se colocan demasiados estímulos en intervalos muy cortos, no se logra ninguna reacción, sino una irritabilidad.

Puede ser que la mejoría no dure. Nadie se lo puede garantizar. La acupuntura es una buena terapia y, si se realiza por una persona experimentada, no presenta ningún riesgo; bien aplicada, no tiene efectos secundarios. Una gran cantidad de pacientes con tinnitus se han sometido a una acupuntura. Lastimosamente no existen resultados seguros sobre los éxitos, pues esta terapia todavía no es un método muy común.

Quinesiología

La quinesiología es otro método integral. Tiene sus orígenes en el trabajo del quiropráctico estadounidense George Goodheart, quien desarrolló ciertos exámenes en los músculos que pueden dar indicios sobre los estados físicos y emocionales de la persona.

La quinesiología puede dar indicios sobre estados físicos y emocionales de la persona.

Hoy, la quinesiología (del griego *kinesis*, 'movimiento') se aplica tanto en la terapia o en el diagnóstico como en el área de asesoría y entrenamiento. Como "ciencia del movimiento", muestra, por medio de diversos exámenes en los músculos, dónde existen bloqueos en el libre flujo de energía en el cuerpo y en la parte emocional, y cómo se puede volver a autorregular esta energía.

Existen múltiples causas para semejantes bloqueos: se puede tratar de un desequilibrio en el sistema de meridianos, creencias limitantes, automatismos en las reacciones, falta de integración cerebral a causa de estrés, experiencias traumáticas, sobrecarga, alimentación equivocada, etc. Dada la variedad de causas, existe una gran variedad de soluciones para el quinesiólogo. Algunas posibilidades son el trabajo con el flujo de energía, con los puntos de reflejo, con cambios de creencias, construcción de la autoestima, ejercicios de movimiento, cambio alimentario y mucho más.

Terapia de sonido
La terapia de sonido se realiza, como su nombre lo indica, con sonidos musicales. El paciente escucha música por audífonos, en la mayoría de los casos música clásica, y aprende, por medio de ciertos pasajes especialmente preparados, a ignorar su acúfeno. Como en los enmascaradores (véase pág. 86), se aprovecha el fenómeno de encubrimiento y la posibilidad de entrenar el oído.

La terapia de sonido entrena el oído y aumenta de esta manera su capacidad.

La terapia de sonido fue desarrollada por el médico francés Alfred Tomatis. Se aplica no solo en la terapia del tinnitus, sino también contra muchas otras enfermedades, pues aumenta la capacidad general de rendimiento y sirve para la relajación mental en este mundo moderno de estimulación exagerada. Esta terapia entrena el oído y aumenta de esta manera su capacidad; se adaptó especialmente para el tinnitus con referencia a la frecuencia de sus sonidos en cada persona.

En el caso concreto, eso significa que una pieza musical en algunos pasajes reproduce la frecuencia que coincide con la del tinnitus del paciente de una manera reforzada o distorsionada. Al principio, los pacientes escuchan estas frecuencias distorsionadas y las perciben como molestas, pero, por medio del entrenamiento, se logra que la armonía de la música cubra este elemento molesto.

En la selección de la música, es importante que esta contenga muchas frecuencias altas. Se recomiendan sobre todo conciertos de violín, pero se usan también cada vez más piezas de música popular. Eso se puede ajustar al gusto de cada uno.

Esta música se debe escuchar a diario. Obviamente, esta terapia tiene más efecto en pacientes que ya están acostumbrados a escuchar música y les gusta. Ellos logran también una muy buena relajación durante la terapia, aspecto muy importante. El objetivo es entrenar el cerebro para aprender a ignorar las frecuencias disonantes que corresponden al tinnitus. La capacidad general del oído mejora también paso a paso. La terapia de sonido no puede desaparecer su acúfeno como por arte de magia, pero puede hacerlo más soportable. Así, aumenta su tolerancia frente a estos sonidos dentro del oído.

Con el tiempo, su atención se distrae de las frecuencias molestas, además que se trata de una terapia muy agradable y sin efectos secundarios.

Homeopatía

La homeopatía fue desarrollada a comienzos del siglo XIX por Samuel Hahnemann, y se basa en el principio de similitud. Según esto, ciertas sustancias que provocan en una persona completamente saludable ciertos síntomas de enfermedad, en una persona enferma pueden curar esas mismas enfermedades. El efecto depende solo de la dosificación. Una alta dosificación desencadena los síntomas, mientras que dosificaciones bajas curan exactamente estos síntomas.

Existen muchos medicamentos homeopáticos que mostraron buenos resultados en el tratamiento del tinnitus.

En la homeopatía, todos los síntomas corresponden al estatus individual de la enfermedad de cada paciente, y esto es importante en la selección del medicamento homeopático indicado:

empezando por sus costumbres, lo que le gusta comer o beber, si prefiere pasar sus vacaciones en las montañas o cerca del mar, hasta la pregunta dónde exactamente siente el dolor. Las características especiales de los síntomas son cruciales. Cuanto más inusual es un síntoma, más importante es para el tratamiento homeopático. Esta terapia es, en el sentido literal de la palabra, integral. La experiencia del terapeuta, obviamente, es decisiva, pero también su intuición.

Para el tratamiento del tinnitus se usa como medicamento, por ejemplo, el ácido salicílico (*Acidum salicylicum*), en concentraciones homeopáticas. El mismo ácido salicílico puede provocar ruidos en el oído, pero en la homeopatía todo depende de la concentración. Lo mismo vale para la quinina: por un lado, provoca ruidos en el oído; por el otro, se usa como *Chininum sulfuricum* en la sanación de estos.

Otro remedio eficiente contra el tinnitus con síntomas, como vértigo y sordera, es el vertigoheel. Además, se aplican medicamentos como la cimicifuga cuando el tinnitus se presenta en mujeres con menopausia y se acompaña de depresiones, o el viscum en casos producidos por la presión sanguínea alta. Estos son solo unos ejemplos, pues existen varios remedios homeopáticos que sirven en el tratamiento del tinnitus. Esta terapia se debe ajustar muy cuidadosamente a cada paciente, porque nadie es igual al otro.

Fitoterapia

La fitoterapia, o sanación con plantas, se sirve de los efectos sanadores de algunas plantas y sus extractos. En su aplicación, es crucial la experiencia de la tradición popular en sanaciones, al igual que los análisis científicos de las sustancias de las diferentes plantas.

El solo consumo de plantas crudas, como frutas y verduras, ya es parte de la fitoterapia. Las hierbas también tienen sustancias eficientes y sanadoras. Pero en la mayoría de los casos, las plantas se venden como infusiones o extractos alcohólicos, sobre todo por razones de conservación. Como en la homeopatía, para estas terapias también existe una gran variedad de manuales que se ocupan en detalle del tema.

Los remedios de la fitoterapia tienen efectos sin "química".

Para el tratamiento del tinnitus se recomiendan remedios tranquilizantes, como valeriana, toronjil, kavakava o la hierba de San Juan, que, al mismo tiempo tiene una acción antidepresiva. Estas sustancias tienen efectos sin nada de químicos. Tan solo hay que tomarlas durante cierto tiempo para aumentar su nivel en la sangre. Una gran ventaja es que no se vuelve adicto a estos remedios ni se conocen efectos secundarios nocivos. Las plantas con consecuencias sobre la circulación sirven también para el tratamiento del tinnitus. Entre ellas cuentan el árnica, el ginkgo, el espino albar o la castaña de Indias.

Terapia láser/ginkgo

Esta terapia es una combinación de la fitoterapia con la terapia del láser de la medicina tradicional en el tratamiento del tinnitus. Paralelamente a la aplicación del ginkgo se aplica una radioterapia con un láser de bajo poder. El láser se pone a una distancia de unos 2 cm de la cabeza, señalando hacia el oído interno. Una sesión dura más o menos 10 min; con anterioridad se le aplica al paciente una inyección intravenosa con ginkgo. Durante mucho tiempo, esta terapia no se había tenido en cuenta.

Sin embargo, nuevas investigaciones en clínicas universitarias en Alemania cuestionan su eficiencia. En general, no se determinaron resultados concluyentes. Además, no se pudo comprobar si la terapia con láser logra entrar hasta el oído interno para producir efectos terapéuticos en ese lugar.

Terapia de láser bajo

Desde finales de la década de 1980 se practica en Alemania, pero también en otros países de Europa y los Estados Unidos, la tera-

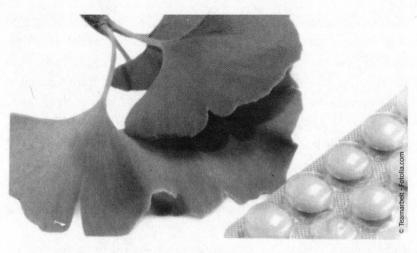

Los remedios de la fitoterapia generalmente no tienen efectos secundarios. Sus resultados se muestran solo después de una ingestión durante cierto tiempo.

pia láser de bajo poder (LLL, por su sigla en inglés) para tratar el tinnitus, así como otras enfermedades del oído interno. Los aficionados a esta terapia con láser manifiestan buenos resultados. Para explicar el funcionamiento de la terapia LLL, tenemos que divagar un poco: en las centrales energéticas del cuerpo, las mitocondrias, los alimentos se transforman por medio del oxígeno en energía. Un papel muy importante desempeña en este proceso la producción de ATP (adenosín trifosfato), coenzima para reacciones del metabolismo que producen energía.

Cuando en las células del oído interno se produce poca energía celular ATP causa una sobrecarga crónica; la consecuencia es o un proceso lentamente avanzando o un proceso agudo de deterioración del órgano, lo cual puede llevar, entre otras cosas, a un tinnitus.

Cada célula sensorial del oído interno es un individuo celular único que nos acompaña durante toda la vida. Esta célula no se divide por culpa de su alta especialización, es decir, no es capaz de regenerarse como lo hacen, por ejemplo, las células de la piel. En cambio, estas células del oído interno tienen una gran capacidad de aguante evolutivo que les permite trabajar durante muchos años aunque ya estén dañadas. De este fenómeno se sirve la terapia LLL, lo cual le facilita a esta célula agotada, pero viva, una regeneración por medio del aumento de su producción de ATP.

La terapia de láser de bajo poder trata de conseguir una reacción biológica positiva dentro del oído interno.

La terapia LLL trata de activar una reacción biológica positiva en el oído interno. Para esto se sirve de unos mecanismos básicos de funcionamiento: por medio de la concepción biológica de nuestro centro energético. La energía electromagnética que se libera durante el aprovechamiento de sustancias nutritivas se usa como energía primaria para la producción de ATP. Las mitocondrias disponen de "antenas" que les ayudan a recibir energía. Más allá de los fotones de la radiación natural solar, estas antenas pueden aprovechar también la energía de los fotones de la LLL.

Esta es luz comprimida del espectro rojo de la parte visible de la radiación electromagnética, en otras palabras, de lo que nosotros entendemos por el concepto luz. Esta luz alcanza también los centros energéticos de células más profundas y es recibida por sus superficies colectoras como una energía adicional; de esta manera, las células pueden producir más energía celular ATP. Cuando la célula del oído interno dispone de suficiente energía celular, puede recuperar su vitalidad.

Después de observaciones del proceso de sanación en el oído interno durante varios años, los médicos que aplican la terapia LLL están convencidos de que hasta los trastornos más graves, como el sufrimiento de un tinnitus durante mucho tiempo, se pueden aliviar por medio de un moderno manejo médico y tecnológico de la terapia.

Una terapia LLL se aplica de forma ambulatoria y dura diez días. Al comienzo de la terapia, se determina el estado inicial del paciente por medio de una audiometría de sonido y, al terminar la terapia, se evalúa el proceso de regeneración por otro examen de audiometría. Los órganos del oído interno se tratan diariamente durante unos 60 min; la aplicación de luz LLL se realiza por medio de por lo menos cuatro fuentes de luz láser de alta calidad tanto por las vías auditivas como por el mastoideo y el hueso occipital.

Por toda el área de este órgano se pasa energía de fotones y, de esta manera, se estimula de una forma biológica. Así, se quiere lograr un efecto positivo a largo plazo.

Los pacientes con tinnitus también pueden continuar aplicándose la terapia LLL en casa.

En enfermedades crónicas, como el tinnitus, existe además la posibilidad de continuar aplicándose la terapia LLL en casa. Un sistema terapéutico móvil, como el del "sistema de cuidado domiciliario del tinnitus", consiste en una fuente de luz láser (LL), un componente con audífonos y una escala de luz; este aparato se puede comprar o alquilar. Esta terapia móvil solo se debe realizar después de una intensa terapia inicial en un consultorio médico y debe acompañarse de otra asesoría médica.

La LLL se investiga desde hace treinta años. El creciente conocimiento de las calidades biológicas del LLL facilita también una aplicación preventiva. Por ejemplo, no hay problema en instalar los diodos LLL en todos los aparatos que pueden afectar el oído interno, como teléfonos, audífonos o ayudas auditivas. De esta manera, las células del oído interno ya pueden recibir una energía protectora durante la carga actual.

MÉTODOS DE SANACIÓN PSICOTERAPÉUTICOS
Y TÉCNICAS DE RELAJACIÓN

El psicoanálisis moderno, fundado por el psiquiatra austriaco Sigmund Freud, trata de resolver problemas mentales reviviendo acontecimientos traumáticos reprimidos.

La psicoterapia basada en el método de Freud es el nombre general para todas las formas de tratamientos psicológicos, aunque en Alemania aún es vista con ciertos prejuicios.

Mucha gente piensa que las personas que consideran semejante terapia quedan marcadas o incluso se les considera locas. Mientras tanto, en los Estados Unidos. es normal buscar la ayuda de una psicoterapia en situaciones difíciles o problemas más graves.

Existen muchas formas de métodos psicoterapéuticos.

Quien "solo" sufre de un tinnitus no va a empezar un psicoanálisis que dura años, excepto en casos especiales en que el tinnitus no es el problema terapéutico más importante. En cambio, muchos otros métodos psicoterapéuticos presentan una eficiente ayuda en el tratamiento del tinnitus, sin tener que ir más "a fondo". La terapia más bien debería ayudar a manejar mejor el tinnitus a corto plazo, sentirse menos limitado y ofrecer métodos eficientes para la autoayuda.

La psicoterapia es una forma muy amplia de terapia. Además, le ofrece al paciente la posibilidad de una participación activa en su tratamiento y su sanación; tal vez, precisamente por estas razones, a mucha gente le parece incómoda. En general, uno como paciente está acostumbrado a "dejarse tratar", o sea, ser pasivo. Sin embargo, uno debería abrirse y hablar de muchas cosas que tiene guardadas en el fondo. Seguramente aparecerán algunos asuntos incómodos; cuesta "desvestirse" mentalmente frente a un médico o terapeuta.

En la actualidad, la psicoterapia es sin duda uno de los métodos más eficientes que la medicina moderna puede ofrecer para lograr una ayuda médica integral. Sobre todo, en el tratamiento del tinnitus, la psicoterapia tiene un valor muy especial. En los casos crónicos del tinnitus, el objetivo de la terapia no puede ser desaparecer completamente el fenómeno, sino tratar de volver la vida más soportable para el paciente.

¿Sabe que la primera conversación con el médico ya se considera el comienzo de la psicoterapia? Por esta razón, es tan importante escoger al médico correcto, ya que la confianza en el médico que se escogió es esencial para el éxito de una terapia individual exitosa. Un tratamiento que entra en su área más profunda, su alma, exige sobre todo una aceptación y disposición más grande de su parte que cuando solo se trate de aplicar una inyección.

Es de gran ventaja si un paciente reconoce y acepta por sí mismo la necesidad de una psicoterapia o, mejor aún, si él la propone y desea. Eso aumenta mucho la eficiencia de esta terapia, ya que presenta una base más favorable en caso de que el médico lo tenga que convencer de dejarse ayudar de esta manera.

Para un tratamiento psicoterapéutico de un tinnitus es indispensable que el oído del paciente funcione en gran parte o que la disminución de la capacidad del oído esté corregida lo suficiente por un audífono, pues para la psicoterapia es esencial una buena comunicación.

A continuación, queremos presentarle brevemente algunos métodos psicoterapéuticos conocidos y menos conocidos. Considérelo como información neutral y no como recomendación. Existen muchas formas de psicoterapia, desde el psicoanálisis, pasando por otros métodos analíticos, hasta tratamientos dinámicos y terapias en grupo que no vamos a explicar aquí. Los métodos psicoterapéuticos más indicados en los casos de tinnitus son la terapia conversacional, la terapia etológica, la terapia física (en la cual cuentan también los métodos de relajación) y los grupos de autognosis.

Cuando escoge el método, debe dejarse guiar por su instinto, pero, al mismo tiempo, evaluar las opciones de manera crítica.

Es un asunto personal, igual que el tinnitus con el cual tiene que vivir.

Intente varias formas de terapia y decida después cuál es la que más le conviene.

Nadie puede saber o entender cómo va a vivir estos tratamientos, porque obtendrá experiencias muy personales. Lo mejor es observarlos como algo emocionante e interesante que le ayuda a aprender un poco más de sí mismo por medio de uno u otro método. Puede intentar varias formas de terapias y decidir después cuál le parece la más adecuada; debe aceptar esta forma de terapia y sentirse bien con ella.

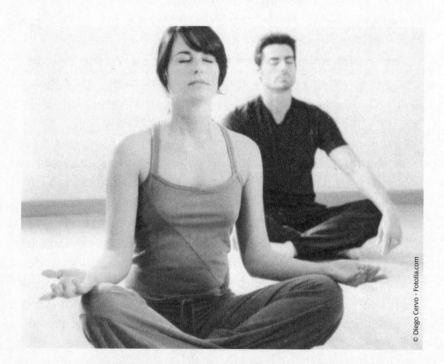

© Diego Cervo - Fotolia.com

Las técnicas de relajación enfocadas en el cuerpo sirven para desconectarse, pero se deberían aprender mejor con la asesoría de un profesional.

Entre las terapias de relajación, por ejemplo, existen métodos que trabajan con más participación del cuerpo. Pero si no le gusta el esfuerzo físico, estas formas no son aptas para usted. De todas maneras, debería practicar la terapia primero durante un tiempo para decidir si puede sacarle provecho o no.

Al principio, debería aprender el método con la asesoría de un terapeuta y no hacerlo de inmediato por su cuenta. Así, se acostumbrará a una disciplina y puede estar seguro de que la practica de manera correcta; además, estará "bajo control" por cierto tiempo, y el trabajo con un instructor puede animarlo porque lo va a elogiar por buenos resultados y, de esta manera, motivarlo.

Hacia el equilibrio

Todos los métodos psicoterapéuticos tienen un aspecto básico en común, y este es lograr un estado de relajación. El objetivo es alcanzar una clase de equilibrio energético en el que su cuerpo le facilite manejar mejor las cargas que forman parte de la vida y no dejarse irritar tan fácilmente por ellas.

Obviamente, eso no se logra de un día para otro y además es cuestión de entrenamiento. Así como no va a alcanzar un cuerpo tenso si solo se ejercita de vez en cuando en las máquinas de un gimnasio, su mente requiere también un entrenamiento prolongado para lograr el estado deseado. Igualmente, puede escoger entre diferentes métodos de entrenar su cuerpo, y deberá decidir también para usted mismo cuál de los métodos ofrecidos para el entrenamiento de la mente le puede ayudar mejor.

Los métodos psicoterapéuticos logran un efecto en la mente por medio del cuerpo, y viceversa.

El efecto de estos métodos es integral. Por medio del cuerpo logran un efecto sobre la mente, y viceversa. Como el tinnitus se considera una enfermedad psicosomática, en la que los problemas mentales pueden causar trastornos físicos, esta enfermedad se puede tratar también por medio de la mente.

Hoy, la medicina conoce muchas enfermedades psicosomáticas que pueden causarse o mantenerse por ciertos estados mentales, por ejemplo la migraña o las úlceras. Cuál enfermedad aparece en cuál persona, depende de la constitución especial de cada uno.

Cada ser humano tiene su "órgano de choque", el órgano que reacciona de forma más sensible y más fácil a trastornos emocionales: uno reacciona con granos o erupciones en la piel cuando se enfada; a otro, el estrés le causa problemas estomacales. ¿Y usted? Escucha ruidos en su oído. En todas estas enfermedades se puede recurrir (después de descartar una causa física) a métodos psicoterapéuticos.

Estos métodos representan verdaderamente la medicina integral que no conoce una separación entre el tratamiento de síntomas físicos y mentales. También, las mencionadas acupuntura y la quinesiología se cuentan entre estos métodos, porque aquí también se "trabaja" la mente por medio del cuerpo. Todas estas técnicas aquí descritas persiguen un efecto equilibrador y relajante sobre la mente y el alma por medio de la distensión del cuerpo.

"Como si estuviera sentado dentro de una concha"
Desde hace dos meses sufro de tinnitus. Empezó muy de repente, el día de Año Nuevo. Una semana antes tuve una otitis y fui a ver a un otorrinolaringólogo. De un momento a otro tuve una sensación "como de algodón" en el oído izquierdo, y luego no escuché nada. Dentro del oído, había un ruido como si estuviera sentado dentro de una concha, y además escuché un timbre y ruidos metálicos. Fue horrible.

Dos días después visité mi otorrinolaringólogo, quien me dijo de una vez que tenía un tinnitus y que debía ir inmediatamente a la clínica. Allá me practicaron infusiones que me ayudaron. Estuve diez días en la clínica y recibí infusiones. Además, tomé tabletas para mejorar la circulación. Mi oído mejoró y mi capacidad de escuchar aumentó de 20 a 80%. Los ruidos habían desaparecido también por las infusiones, lo que quedó fue un permanente pito muy agudo y bastante desagradable.

Durante el día pude aguantarlo cuando había movimientos alrededor y estaba distraída, pero de noche fue engorroso para mí. Necesitaba siempre música o dejaba el televisor prendido para aguantarlo mejor. Para dormir también ponía música.

Después de mi estadía en la clínica, fui a trabajar de inmediato. Luego de tres semanas, y a pesar de los medicamentos, el ruido no había mejorado, por lo que pregunté a mi médico por otras opciones. Examinaron mi sangre, hicieron un electrocardiograma y también —con un medio de contraste— una tomografía computarizada. Finalmente, el médico me recomendó intentar una oxigenoterapia. Acepté desplazarme a un centro que queda a unos cien kilómetros de mi casa, para que el seguro me cubriera todos los gastos.

Durante la terapia me sentía a veces muy mal. Un fin de semana el ruido en mi oído, este pito terrible, fue tan duro que estaba a punto de quitar el papel colgante con mis uñas de la pared; casi me enloquezco. Después, mejoré nuevamente. Luego del octavo viaje en la cámara de presión llegó el gran cambio. Esa noche, el ruido inclusive desapareció por algunos momentos. Eso me dio confianza.

Mi enfermedad me puso a pensar. Trabajo en una fábrica hace diez años, en dos turnos. Utilizamos protección auditiva. Cada año la empresa realiza un examen auditivo, pero estoy expuesta a ruidos fuertes. A pesar de estos ruidos en el oído, soy una persona alegre y muy activa. A menudo salgo con amigos a bailar, no me gusta estar sola en casa. Ahora, a veces me pregunto si no exageré varias cosas. En este momento, quiero vivir un poco más tranquila, intentar estar más conmigo misma. Además, estoy considerando cambiar mi puesto de trabajo.

Wilma Z., 34 años, trabajadora en Fulda, Alemania.

Entrenamiento autógeno

El entrenamiento autógeno es un método de autorrelajación. Fue fundado por el psiquiatra alemán J. H. Schultz. Mediante este, se transporta, por medio de sugestiones propias de pesadez y calor, a un estado de relajación. Las sugestiones o influencias también pueden venir de terapeutas. Durante esta relajación inducida mediante concentración, cuerpo y alma se pueden desconectar, descansar y recuperarse del estrés. Por medio de estos ejercicios, el sistema nervioso vegetativo poco a poco "invierte sus polos" para no reaccionar ante el estrés de manera incontrolada y exagerada.

No se presione demasiado hacia el éxito, si no lo logra de inmediato.

¡No sea impaciente! No se exija demasiado y no se obligue desde el principio a tener éxito. Es posible que las primeras veces no logre desconectarse, mucho menos relajarse. Pero no se preocupe, no pasa nada. Cuerpo y alma necesitan tiempo para reorganizarse. Así que siga intentando, siga entrenando. Un corredor de maratón tampoco puede salir a correr sin un entrenamiento previo. Una vez que haya adquirido experiencia, será capaz de trasladarse a un estado de relajación en muy poco tiempo. Aprenderá a tratar las provocaciones negativas exteriores y manejarlas por medio de las reacciones de su cuerpo. Estará más tranquilo y equilibrado interiormente.

Para aprender el entrenamiento autógeno es mejor iniciarse en esta técnica junto a un terapeuta. También, ciertas universidades ofrecen cursos guiados profesionalmente.

Relajación muscular progresiva

La relajación muscular progresiva es un método utilizado en el entrenamiento autógeno. La meta es la misma: un estado de relajación agradable y la reducción de las consecuencias de estrés. Este método fue fundado en la década de 1930 por el psicólogo americano E. Jacobson en la Universidad de Harvard.

En la relajación muscular progresiva, toda la musculatura voluntaria del cuerpo se tensiona y luego se relaja. Este método se llama *progresivo*, porque aplica tanto la tensión como la relajación de los músculos, hasta que los 17 grupos musculares quedan relajados. La tensión se debe mantener por aproximadamente cinco segundos en cada grupo muscular. A esto le sigue la relajación por concentración. Se trata de un método de fácil aprendizaje para todos.

Bioenergética

La bioenergética fue fundada en 1940 por A. Lowen, abogado de Nueva York, que años después realizó estudios de medicina. La bioenergética se basa en la suposición de que los bloqueos corporales pueden causar trastornos emocionales; asimismo, aquellos se reflejan en el cuerpo. El estrés mental y las tensiones nerviosas, así como su desplazamiento, pueden causar un bloqueo del flujo de la bioenergía (energía de vida) en el cuerpo.

Un bioenergético puede leer en el cuerpo dónde se localizan esos bloqueos. Por medio de la liberación de esos bloqueos —a través de ejercicios corporales específicos— también se libera el espíritu, y la energía anteriormente bloqueada puede volver a fluir libremente.

La bioenergética se puede tomar como terapia particular o de grupo.

La bioenergética se ofrece como terapia personal o grupal. Exige, además del deseo de explorar sus sentimientos por un tipo de experiencia propia, emplear el cuerpo. En un comienzo, el terapeuta observa al paciente y determina si existen contradicciones entre la expresión verbal y la corporal. Si, por ejemplo, alguien sentado con el ceño fruncido y los brazos cruzados delante del pecho afirma participar de la vida con alegría, existe una contradicción entre su expresión corporal y lo que dice. El terapeuta señala estas discrepancias, le muestra dónde se encuentran sus tensiones, le pide poner más atención a su cuerpo y a lo que este le trate de decir.

Este método terapéutico es muy efectivo sobre todo para personas muy disciplinadas que se tienen siempre bajo control o que piensan en ser siempre perfectos; estas personas a menudo tienen problemas para relajarse y disfrutar de su vida. Con el transcurso de los años, estos bloqueos se pueden convertir en graves trastornos de los cuales no se es consciente. Estos trastornos también se pueden mostrar en forma de dolencias físicas.

Yoga

El yoga es una práctica milenaria proveniente de la India. Por medio del yoga se pretende crear una unión de cuerpo, espíritu y alma. Ejercicios de movimiento y técnicas respiratorias son complementados por meditación. Cuando se piensa en yoga, primero se piensa en ejercicios corporales con posiciones torcidas. Tranquilo, su meta no será poder hacer un nudo con sus piernas algún día, sino utilizar el yoga para sus propios fines, como la relajación. Después de practicar yoga, se sentirá totalmente relajado y cargado de energía.

Investigaciones médicas serias han demostrado que por medio de la práctica consecuente de yoga es posible influir casi todos los sistemas corporales. En un estado de relajación total, los yoguis son capaces de influir su latido del corazón, su presión sanguínea y hasta su temperatura corporal.

Sin embargo, el yoga no se aconseja como terapia única contra el tinnitus, sino como complemento del tratamiento, como los otros métodos implementados.

El yoga también se recomienda como terapia complementaria.

Entrenamiento respiratorio

Cada una de las técnicas de relajación está vinculada a una especie de aprendizaje de respiración. La respiración es un proceso involuntario. Mientras dormimos, respiramos de manera inconsciente. Sin embargo, muchas personas tienden a controlar su respiración continuamente. Por medio de esto, pasan cada vez más de la natural respiración abdominal a la forzada respiración torácica.

La respiración cambia por las emociones. ¿Quién no se ha "quedado sin aliento" del susto alguna vez? En momentos de gran tensión mental, algunas veces olvidamos exhalar y seguimos inhalando. Las insuficiencias respiratorias condicionadas por los nervios se meten muy fácilmente en nuestra vida, la cual está llena de situaciones que nos abruman, ya sea en el trabajo o en la vida privada. En realidad, el hombre moderno ha olvidado cómo respirar correctamente. En la terapia respiratoria aprende a prestar atención a su respiración y a encontrar su ritmo respiratorio natural. La respiración se profundiza y fortalece por medio de ejercicios. Una respiración correcta se evidencia en la persona por medio de la relajación y del balance.

El hombre moderno ha olvidado cómo respirar correctamente.

Existen algunas enfermedades que requieren una terapia respiratoria específica, como el asma o la bronquitis crónica; también, los trastornos de la voz o del habla pueden tratarse exitosamente mediante esta técnica. Las terapias respiratorias pueden desarrollarlas terapeutas de respiración profesionales, especializados, pero también fisioterapeutas profesionales.

El método Feldenkrais

El método Feldenkrais fue inventado por Moshe Feldenkrais, psiquiatra que se comenzó a interesar por la neuropsicología debido a una enfermedad propia. Así, descubrió que cada persona se identifica con la forma de verse a sí mismo y esta depende de sus movimientos. Esto quiere decir que, si cambiamos los movimientos de una persona, también podemos influir en la forma que se percibe.

Por medio de las llamadas lecciones, este método transmite una nueva conciencia corporal. Los movimientos no son repetitivos, deben ser divertidos, así que son un tipo de experiencia propia lúdica con el propio cuerpo que lleva a un aumento de la flexibilidad tanto corporal como mental. Este método se lleva a cabo como terapia personal o terapia grupal. Otros métodos parecidos a la educación física son la eutonía y la técnica Alexander.

Taichi chuan

Este método de educación física proviene del Oriente Medio; en Occidente, se conoce como "boxeo de sombra". Todas las clases de entrenamiento corporal provenientes del Oriente Medio (como el yoga) tienen algo en común: por medio del entrenamiento corporal, se quiere alcanzar el espíritu. El cuerpo, el espíritu y la mente forman una unidad, según la filosofía oriental.

El taichi chuan es un método asiático de educación física.

Así, por medio de formas de educación física específicas, también se puede educar el espíritu. Los ejercicios del taichi chuan, también llamado taichi, se realizan lentamente y consisten en una serie de movimientos continuos. Flexibiliza el cuerpo, estira los músculos y los tendones, y aprenderá a controlar su cuerpo. En este método también es muy importante la práctica constante. Se divertirá, y después de la práctica, se sentirá más flexible y a gusto con su cuerpo. Mente y alma se relajan y reciben una alimentación energética. El taichi se practica en grupo, además se imparten cursos de fin de semana. Si le gusta y domina la técnica, también es bueno seguir practicando solo todos los días. Con esto abandonamos el campo de los entrenamientos físicos y nos dedicaremos a métodos psicoterapéuticos, que han probado su eficacia en el tratamiento del tinnitus.

Terapia de comportamiento (etológica)

La terapia etológica es un método psicoterapéutico, en el cual primero se analizan las formas del comportamiento incorrecto para luego intentar corregirlo o disminuirlo. La terapia lo llevará a ver su comportamiento propio desde nuevos puntos de vista, y deberá expresar de una manera diferente sus reacciones ante determinadas situaciones o acoplarlas a la situación correspondiente.

En el transcurso de la vida, se van colando ciertas formas de pensar que lo hacen reaccionar a uno de una manera específica. En este proceso, es manejado por sus sentimientos, que se describen por todas sus experiencias. A veces, estos procesos de pensamiento lo llevan en la dirección equivocada, aunque no note que es la incorrecta. Así, en su entorno, no sabe reaccionar de manera correcta ante determinadas situaciones.

Algunas cosas se sobrevalúan, otras se subestiman. Por medio de esto, con frecuencia se pone en una peor posición de la objetivamente necesaria. Esto le ocasiona estrés adicional.

La terapia de comportamiento analiza su forma de pensar e intenta descubrir caminos equivocados y "abrirle los ojos" por medio de una forma nueva y diferente. De esta manera, se desmonta la carga que experimenta en determinadas situaciones de conflicto. Esto, por otra parte, lo libera del estrés que se proporciona por medio de su comportamiento.

Lo mismo ocurre a veces con el tinnitus. Se siente tan abrumado que ya no puede pensar claramente, experimenta sentimientos que no sabe cómo tratar. Actúa acorde con los sentimientos, pero a causa de esto se pone en una situación que no corresponde a las circunstancias. De esta manera, puede llegar a desarrollar miedos o temores relacionados con su enfermedad.

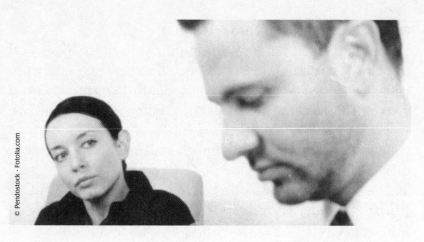

© Pendostock - Fotolia.com

Durante la terapia de comportamiento se analizan formas de pensamiento y la conducta.

Cuando su terapeuta descubra su forma de pensar y sentimientos ocultos, se liberará y será llevado por el camino correcto.

Hay diferentes maneras de terapia de comportamiento; es altamente recomendable realizar estas terapias en clínicas competentes. Actualmente, existen algunas clínicas que se especializan en este tipo de terapias, enfocadas al tratamiento del tinnitus.

La terapia de comportamiento descubre su forma de pensar y lo lleva hacia el camino correcto.

"Simplemente me debo ocupar más de mí misma"

Mi primera pérdida auditiva la tuve hace aproximadamente seis años. Sonaba el teléfono y, al contestarlo, de un momento a otro escuchaba todo de manera casi imperceptible, como si tuviera algodón en mis oídos; además, sentía un rugido en el oído. Inmediatamente, fui a ver a mi médico de cabecera. Me aconsejó asistir de inmediato a un tratamiento en una clínica. Allí recibí infusiones, además de de un medicamento para la aceleración de la circulación. Como las primeras infusiones no tuvieron éxito, me cambiaron el medicamento de soporte. En total, fueron unas diez sesiones de infusión. Durante todo este tiempo, también me realizaron audiogramas para extender el control. Durante el tratamiento comencé a sentir una mejoría. El oído mejoró notablemente y el zumbido disminuyó. En realidad, antes de la pérdida de audición había experimentado un ligero zumbido en los oídos, pero no le había dado mayor importancia. Un año más tarde sufrí la segunda pérdida de audición; esta vez en el otro oído. Después de eso, me hice un chequeo general, pero los médicos no encontraban nada, solo una pequeña encorvadura en la columna cervical. Comencé a ir al quiropráctico, cuyo tratamiento me ayudaba, al igual que los masajes que me fueron recetados. El zumbido persiste aún, algunas veces en un oído, otras en el otro. En ciertas ocasiones oigo un poco mejor, y en otras un poco peor. Lo que más me molesta es que a veces, en medio de la conversación, le tengo que preguntar a mi esposo qué dijo. Tengo la sensación de que mi oído empeora cada vez más. Antes me gustaba escuchar música, ahora eso es un problema.

Ahora hago una terapia conversacional. Eso me ayuda, a pesar de que me siento muy exigida. Estuve muy sola en mi vida. Mi esposo siempre trabajaba mucho y casi nunca estaba en casa. A nuestros dos hijos, que ya llevan su propia vida, los eduqué prácticamente yo sola. Esto me hacía sentir un poco excluida de la vida. No tenía motivos de preocupación, ya que mi esposo siempre me apoyaba y se ocupaba de la familia. Sin embargo, yo siempre me sentía tan excluida. Si alguna vez nos hacían una invitación, yo me preparaba mucho, como para una presentación.

Siempre tenía miedo de hacer el ridículo, hacer algo mal, lo que en realidad nunca ocurrió. Yo era aceptada por todos, como más tarde noté. Pero siempre he sido sensible y me tomo todo muy a pecho. Pienso que tengo que hacer todo sola y quiero hacerlo todo bien. Así fue durante todos los años.

Por medio de la psicoterapia que estoy haciendo momentáneamente, descubrí mucho sobre mí misma. Al comienzo, me costó aceptar algunas cosas. Y es muy difícil trabajar en uno mismo para hacer cambios. Pero siento que me hace bien, incluso en cuanto a los zumbidos en mis oídos. Simplemente me tengo que ocupar más de mí misma y no depender únicamente de otras personas respecto de mis sentimientos y pensamientos.

Gertrud F. 56 años, ama de casa de Múnich, Alemania.

Biofeedback

El *biofeedback* ('biorretroalimentación') es un método de tratamiento con el cual aprende a controlar las funciones vegetativas,
manejadas por lo general de manera inconsciente. Por medio de
un aparato de *biofeedback*, el paciente se concientiza de sus reacciones corporales inconscientes. Se da cuenta de que es posible
influenciarlas conscientemente. Los aparatos de *biofeedback* pueden
medir su pulso, su frecuencia respiratoria y la resistencia de su
piel, por ejemplo miden si logró influir en estas funciones. Las
señales ópticas o acústicas enviadas por este aparato ilustran su
estado de tensión emocional y si le es posible relajarse cuando
lo desea.

Por esto, este método frecuentemente se relaciona con diversas
técnicas de relajación, como la relajación muscular progresiva
(véase pág. 125).

El método del *biofeedback* le ayuda a distraerse de su tinnitus.
Con el tiempo, esto le dará la sensación de poder controlar en
cierta medida los zumbidos en sus oídos.

El procedimiento del biofeedback puede producir un alivio del tinnitus.

Evidentemente, se demostró en pacientes con tinnitus que mediante este tratamiento disminuyen el volumen subjetivo percibido y las molestias de los zumbidos. En resumen, los pacientes
se sienten menos abrumados por su tinnitus.

Este método es muy útil para tratar el estrés en general y para
aumentar su bienestar corporal y mental. También, se indica en el
tratamiento de padecimientos psicosomáticos, como la migraña
o los dolores de espalda.

¿Cómo debo manejar el tinnitus crónico?
Gane dominio sobre su enfermedad

Los consejos son económicos porque la medicina solo le puede ayudar de manera limitada. Pero hay caminos y estrategias para llevar una vida digna, a pesar del tinnitus.

Nadie puede comprender totalmente su tinnitus. En realidad, nadie le puede ayudar del todo, en el sentido de que puedan quitarle su enfermedad, librarlo de ella. Pero sucede lo mismo con muchas otras cosas en la vida. Cuando tiene problemas, puede pedir consejos a personas de su confianza, pero lo que hace con esos consejos es cosa completamente suya. Esto también es válido para el tinnitus. Acá tiene que encontrar su propio camino, ya que cada tinnitus es diferente.

Cada caso de tinnitus es diferente: encuentre su propio camino.

A continuación, listaremos cuatro hechos importantes que no debería perder de vista:

- Solo en un mínimo porcentaje de los casos, el tinnitus tiene causas graves. Es decir, muy rara vez hay una enfermedad grave o peligrosa detrás del fenómeno.
- No está solo. Muchas personas sufren de tinnitus. Al menos una de cada diez personas han experimentado zumbidos en el oído alguna vez.
- En un gran porcentaje de los afectados, los ruidos en el oído mejoran durante el transcurso del primer año.
- El volumen de los ruidos, medido objetivamente, no corresponde al grado de molestia experimentada por el

paciente. Dependiendo de este, pueden ser más molestos los ruidos altos o los bajos. Esto significa que el límite de tolerancia varía según la percepción. ¡Y puede influir en este límite de tolerancia personal!

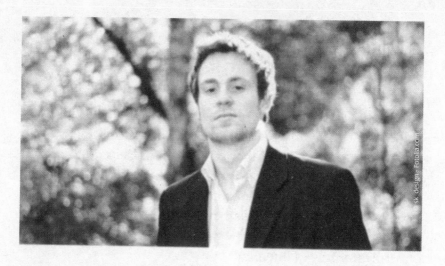

El tinnitus exige un análisis personal de la enfermedad de cada afectado.

Aún hay esperanzas. En cada uno de estos puntos puede aportar algo para lograr una mejoría personal.

No luche contra el tinnitus,
intente sacarle lo mejor.

Piense en pasos pequeños. Confórmese con pequeños avances. Amóldese a la idea de que su tinnitus no desaparecerá de la noche a la mañana. Intente aceptar su situación. Deje de luchar desesperadamente contra su tinnitus. Aceptar un problema es el principal paso para la solución.

No puede escapar. Así que resista y, simplemente, intente relajarse y sacarle lo mejor.

Cómo vivir mejor con tinnitus

Comience a vivir con su tinnitus; de esta manera, le quitará gran parte de su efecto negativo. Es posible si tan solo sigue estos consejos.

- Vaya al médico y aclare todos sus problemas de salud. Así, quedará más tranquilo y seguro de que no es un problema grave. Esté agradecido por esto.
- Contacte a otra gente, sobre todo otras personas afectadas por el mismo problema. Vaya a un grupo de apoyo. Existen muchos y la cantidad va en aumento. También puede llevar a un pariente: esto ayudará a que su familia tome en serio su problema.
- Intente distraerse de los ruidos en su oído. No se aleje del trabajo más tiempo del necesario; viva su vida al máximo. Estar enfermo se convierte en hábito fácilmente. Sin embargo, la situación cambia drásticamente si sufre tanto por los ruidos en el oído que le es casi imposible escuchar o comunicarse con su entorno. Pero aun en esas circunstancias no pierda la esperanza de que llegará el día en el que todo mejorará.
- En su tiempo libre, ocúpese con alguna actividad que requiera toda su atención. Si le gustan los sonidos externos, relacione su actividad con sonidos que sean de su agrado. Puede, por ejemplo, prender la radio mientras desarrolla su actividad.
- También, tómese la libertad de retirarse si se siente molestado por otros ruidos.
- Si no tiene ganas de hacer nada, déjese arrastrar por otras personas. Pero mejor aún: sea activo por sí mismo, con la familia, en el tiempo libre, con sus amigos. Todo comienzo es difícil. A lo mejor se preguntará cuál es el sentido de todo esto, pero después de algún tiempo ya lo

habrá superado. Entonces, ya ni se acordará de que algo lo abruma. Resista toda esta fase, antes de juzgar si sus nuevas actividades le proporcionan distracción o no.

- Relacione la distracción con entrenamiento físico y practique deporte.

- Tome la siguiente decisión: "A partir de hoy me sentiré mejor". Un hombre sabio dijo alguna vez: "La felicidad no tiene que ser innata. Puede descansar sobre una gran fuerza de voluntad". ¡Consiga esa fuerza de voluntad!

- ¡Haga algo por su alma! Analícese con tranquilidad. ¿Qué lo abruma en su vida? ¿Eso se puede cambiar? ¿Se exigió demasiado en el momento en el que surgió su enfermedad? ¿Qué metas puede alcanzar? Deben ser metas realistas, no utópicas. Cada persona tiene una manera de verse. ¿Cómo es la suya? ¿Qué puede hacer para acercarse más a lo deseado, para estar más satisfecho con usted mismo? Aunque nunca se debe estar totalmente satisfecho, porque esto produce estancamiento: su meta debe ser encontrar un punto intermedio.

- A partir de hoy, preocúpese menos por sus ruidos en el oído y más por sí mismo. Haga todo lo posible para sentirse mejor mental y corporalmente. Con esto, reforzará su tolerancia personal hacia el tinnitus y ganará poder sobre este.

- Simplemente haga lo que le gusta y lo divierte. Solo tiene que sacar provecho de ello.

- Haga un viaje hacia sí mismo, hacia su pasado, hacia su presente. Simplemente deje ir y venir sus pensamientos durante un momento de relajación. Aprenda a conocerse y entenderse mejor. Siéntase consciente. ¿Cuáles son sus inclinaciones y rechazos? ¿Qué cosas son importantes en la vida? ¿Cuáles son los acontecimientos que han influido en el transcurso de su vida? ¿Cuáles le han exigido? ¿Tiene la sensación de haberse quedado corto con su vida? ¿Por qué? ¿Esto le produce ira o tristeza? ¿Se sintió limitado en su desarrollo debido a alguna circunstancia? ¿Cuál fue esta circunstancia? ¿Qué le gusta? ¿Qué aborrece? ¿Qué intereses tiene? ¿Tiene talentos especiales? ¿Le gusta su trabajo? ¿Se siente bien en su círculo familiar? ¿Qué papel desempeña en su vida su empleo, y cuál es el de su familia o pareja? ¿Qué significan para usted conceptos como suerte, satisfacción, éxito? ¿Tiene una meta en la vida? Ármese un catálogo de preguntas como estas e intente contestarlas tan espontáneamente como le sea posible. ¡Descubrirá mucho sobre usted! También, deje entrar sus sentimientos en este ejercicio.

• ¡Ría más a menudo! Esto le proporcionará un nuevo impulso a su alma. Regale una sonrisa cada día, como lo aconseja un maestro de la vida positiva, Dale Carnegie. Se le regresará miles de veces y se sentirá mucho más a gusto. Acéptese, con todos sus defectos y virtudes. Comience a quererse más. Aprenda a estar más relajado. Esto no significa que le vaya a ser indiferente todo lo que ocurra a su alrededor, sino que aprenderá a darles importancia a las cosas que la merecen. Viva bajo el lema: Dios, concédeme la serenidad para aceptar las cosas que no puedo cambiar, el valor para cambiar las cosas que puedo cambiar y la sabiduría para conocer la diferencia.

Para conocer mejor su situación, le resultará de mucha utilidad llevar un diario sobre su tinnitus. En este diario, deberá anotar cómo percibe su tinnitus en el transcurso del día, qué tan fuertes y qué tan molestos son los ruidos en el oído. Su doctor o terapeuta le proporcionará una escala en la cual están claramente definidos los grados del volumen percibido.

Lleve un diario del tinnitus para observar mejor su enfermedad.

Anote, en diferentes momentos del día, en lo posible siempre a la misma hora, el grado correspondiente a su percepción. Por medio de esto, gradualmente ganará más claridad sobre cuáles factores externos influyen en los ruidos en sus oídos. Podrá definir las situaciones en las que su tinnitus lo abruma con más fuerza. Así, notará que con frecuencia aumenta al alterarse por algo o al preocuparse. De lo contrario, lo más probable es que la molestia será menor si tiene un buen día.

En ocasiones, descubrirá que su tinnitus está engañándolo o descubrirá cómo evitarlo. Llevar este diario vale la pena y puede ser muy interesante. También es de gran ayuda para el terapeuta, quien puede manejar su tratamiento basándose en este.

Por medio de este diario, puede descubrir si esa copa de vino tinto de noche le hace bien o si le ayuda esa rutina de ejercicio que finalmente comenzó. También, puede descubrir que un nuevo medicamento a lo mejor no funciona a largo plazo.

Este diario lo deberá llevar durante algún tiempo y evaluarlo junto a su doctor o terapeuta. Le proporcionará importantes puntos de referencia en cuanto a cómo tiene que ir cambiando sus costumbres y su contorno para arreglárselas mejor con los ruidos en su oído.

En algunos afectados, el diario tiene un efecto contradictorio: piensa en el tinnitus más a menudo de lo que quisiera. Si pertenece a este grupo, es mejor que no lleve un diario.

EL DIARIO PARA EL TINNITUS

		Mañana	Tarde	Noche
Lunes	V	5	3	8
	M	4	2	8
Martes	V			
	M			
Miércoles	V			
	M			

Jueves	V			
	M			
Viernes	V			
	M			
Sábado	V			
	M			
Domingo	V			
	M			

Para los días de la semana, escoja horas específicas, procure que siempre sean las mismas, e ingrese los grados percibidos de volumen (V) y molestia (M) en una escala de su preferencia (por ejemplo, de 1 a 10). (Los números de esta tabla solo son ejemplos.)

LLEVAR UNA VIDA SALUDABLE

Con un estilo de vida saludable, enfocado hacia el tinnitus, puede lograr mucho. Esto estimula cada una de las terapias tratadas en este libro, aparte de protegerlo de muchas otras enfermedades. He aquí algunos consejos básicos:

- ¡Aliméntese de forma saludable! La alimentación nos proporciona energía e importantes sustancias para la alimentación de las células. No es difícil llevar una alimentación saludable. Hoy, es posible aprovisionarse de comida muy sana en cualquier supermercado. Saludable no significa que se tenga que alimentar exclusivamente de cereales: una dieta saludable variada también aporta mucho. Todos los alimentos deberían llegar a la mesa en el estado más natural posible. Reduzca su consumo de carnes; comer carne dos veces a la semana es más que suficiente.

- Renuncie a la carne de cerdo. Prefiera carne de ave o cordero, la carne de más alta calidad. Retire toda la grasa visible. El cuerpo necesita una pequeña cantidad de grasa para llevar a cabo ciertos procesos metabólicos. Las grasas son especialmente importantes para las hormonas. Sin embargo, el cuerpo toma esta grasa necesaria de otras fuentes, como el queso y otros lácteos, o el aceite con el cual adereza su ensalada.

- Consuma pescado dos veces por semana. Utilice aceites de alta calidad para cocinar y aliñar sus ensaladas. Prefiera varias comidas pequeñas a una gran comida opulenta.

- De noche, no coma en exceso ni muy tarde, y de preferencia no coma verduras crudas, que en cualquier otro momento del día son muy recomendables. El intestino también quiere descansar de noche, así que las verduras crudas no se digieren y se quedan en el intestino. Como dice el refrán: La manzana en la mañana es oro, en la tarde plata y en la noche plomo.

- No coma cuando tenga prisa. Antes de la comida ingiera un poco de vegetales crudos y tome un vaso de agua mineral. De esta manera, ya no tendrá tanta hambre y evitará comer en exceso. Coma despacio. Disfrute cada bocado. Así también quedará satisfecho más rápidamente con porciones pequeñas. No se obligue a comer todo lo que haya en el plato.

- Evite el alcohol y la nicotina en exceso. El hecho de que el alcohol y la nicotina nos perjudican lo sabemos todos. El cigarrillo después de la comida o con la taza de café por la tarde, o un cigarrillo de vez en cuando pueden ser una excepción, siempre y cuando sea una excepción. Una copa de vino o una cerveza de vez en cuando también están permitidos. Pero, por favor, ¡sin excesos! Nuevos estudios revelan el efecto positivo del vino tinto sobre los vasos coronarios, por supuesto, con mesura.

VITAMINAS

Por principio, las vitaminas son fundamentales para el cuerpo: participan en gran parte de los procesos metabólicos, en la conver-

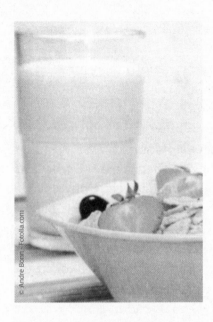

Una alimentación balanceada y rica en vitaminas apoya cualquier terapia contra el tinnitus y aumenta el bienestar general.

sión de alimentos a una forma aprovechable para el cuerpo. Sin embargo, las vitaminas y minerales siguen siendo uno de los puntos de debate preferidos por muchos científicos; sin embargo, las opiniones difieren respecto de los valores diarios recomendados.

El cuerpo necesita un suministro exterior adecuado, ya que no puede producir estas materias por sí mismo. Debido a esto, una deficiencia de vitaminas puede traer consecuencias serias. El riesgo de una sobredosis de vitaminas es casi nulo.

¿Qué tipo de vitaminas se pueden autorrecetar? Las vitaminas del complejo B no se deberían prescribir por iniciativa propia. Tienen el valor de un medicamento, y es posible que más adelante, cuando las necesite de verdad, ya no tengan ningún efecto en usted.

Se puede suponer que la necesidad de vitaminas ha aumentado por la creciente carga de la sociedad industrial moderna. El cuerpo requiere 13 vitaminas: la soluble vitamina C y las ocho vitaminas del complejo B, así como las vitaminas A, D, E y K, solubles en grasa.

Hay algunas preparaciones prácticas de vitaminas en el mercado, cuya ingesta con seguridad no llevará a una sobredosis. Una ingesta regulada de vitamina C es útil, sobre todo para las personas que no ingieren frutas y verduras regularmente, ya que sirve de defensa contra las infecciones.

También las vitaminas E y beta-caroteno (una primera etapa de la vitamina A) son importantes. Estas vitaminas le ayudan a su sistema inmunitario, su metabolismo celular y a la protección de sus células, ya que son los llamados *protectores radicales* que protegen a sus células de los radicales libres. Estos átomos nocivos se producen solos en el cuerpo o entran desde el exterior, atacan estructuras celulares, las dañan y pueden producir cáncer, entre otros.

ELEMENTOS MINERALES

También debe tener en cuenta suministrar suficientes minerales al cuerpo. Para la carga nerviosa o física pesada, es útil tomar un suplemento de magnesio. Tiene un efecto balanceador sobre el sistema nervioso vegetativo y un efecto relajador sobre los vasos. En la actualidad, el magnesio es una parte fundamental de la mayoría de las terapias contra los problemas circulatorios en el área de las arterias coronarias. También se utiliza cada vez con mayor frecuencia en el tratamiento del tinnitus. El potasio y el calcio son otros minerales de gran importancia que el cuerpo necesita: están presentes en la gran mayoría de los preparados multivitamínicos.

Durante la preparación de nuestros alimentos se pierde una importante parte de estos minerales. Esto lleva a que con el tiempo no se cubran las necesidades diarias. ¿O acaso toma 1 L de leche diario y come 200 g de queso para cubrir su necesidad diaria de calcio? Estas son las cantidades necesarias para lograrlo. Para su sistema inmunitario, además, son importantes el zinc y el oligoelemento selenio. Estos también se consiguen como vitaminas individuales o en multivitamínicos en la farmacia.

EL REPOSO ADECUADO

Si sufre de insomnio, lo cual es bastante común con el tinnitus, debería ponerles atención a sus hábitos de sueño. La necesidad de sueño tiene una medida individual. ¿Se siente recuperado y descansado en la mañana o se podría quedar en la cama todo el día? ¿Le es fácil dormirse brevemente en las tardes? ¡Obsérvese! Es posible que simplemente duerma demasiado poco. La manera más fácil de analizar su necesidad de sueño es durante las vacaciones. Vaya a la cama cuando esté cansado y levántese cuando despierte por sí mismo.

Vaya a la cama solo cuando se sienta realmente cansado.

Evite dormir en el transcurso del día. Vaya a la cama solo cuando se sienta realmente cansado. No lea ni vea televisión en la cama; en cambio, haga unos ejercicios de relajación. No se altere si no puede dormir, no se puede obligar a dormir. Mejor levántese y ocúpese en algo, lo que sea: leer o planchar. Regrese a la cama solo cuando esté cansado. Si despierta a mitad de la noche, es mejor levantarse y ocuparse con algo que quedarse en la cama dando vueltas. Si los ruidos de sus oídos no lo dejan dormir, intente reducirlos, por ejemplo, con la ayuda de un enmascarador de tinnitus (véase pág. 86). Estos aparatos son ideales para ayudarle a conciliar el sueño. O escuche un poco de música si le parece más agradable. Algunos pacientes también encuentran muy agradable para dormir la interferencia de la radio, sin que esté sintonizada alguna emisora. También puede escuchar la música con pequeños audífonos, para no molestar a su pareja. Cómprese un CD con música para meditación o sugestiones relajantes.

Lleve un diario de sueño para un mayor control. De esta manera, podrá probar la efectividad de las diferentes formas de conciliación del sueño. En lo posible, evite los medicamentos para dormir, ya que pueden crear una dependencia. Sobre todo al comienzo de la enfermedad, muchos pacientes creen no poder conciliar el sueño sin la ayuda de medicamentos. Si definitivamente necesita tomar algo para poder dormir, por favor opte por un remedio suave, de base natural, con el cual no haya peligro de dependencia, como la valeriana.

El deporte da estabilidad

Asegúrese de tener suficiente actividad física. Es bueno tanto para el cuerpo como para el alma. En especial, los deportes de resistencia aportan mucho para reducir el nivel de estrés. Además, si el metabolismo está acelerado, descienden el colesterol y el ácido úrico, y con esto se protege el sistema vascular.

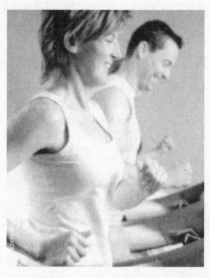

El ejercicio físico tiene muchas ventajas. Fortalece el sistema circulatorio y regula la presión. Asimismo, mejora notoriamente la capacidad respiratoria, al igual que el

El deporte reduce el estrés, fortalece el sistema inmunitario y se ocupa de un buen suministro de oxígeno a todo el cuerpo.

suministro de oxígeno de todos los tejidos y la circulación. Aparte de estos efectos físicos, el deporte también equilibra su mente.

Hay muchas formas de actividad física, pero las más indicadas para aumentar su bienestar personal y para la reducción de estrés son las actividades aeróbicas o de resistencia. *Aeróbico* significa que se utiliza oxígeno, mientras que *anaerobio* significa que no se utiliza oxígeno.

Es muy importante que practique deporte regularmente.

De ninguna manera, se tiene que convertir en un as del ejercicio. Los deportes de resistencia que están a su alcance son, por ejemplo, caminar, trotar, montar en bicicleta (también puede ser estática), nadar, el esquí de fondo o saltar la cuerda; lo importante es que se mantenga en la zona aeróbica. Una norma para esto es que, durante el ejercicio, aún sea capaz de mantener una conversación. Para esto, deberá esforzar sus músculos durante 12 min, de forma continua. Este es el tiempo más efectivo para su sistema circulatorio. ¡Es definitivo! Deberá realizar actividades físicas como mínimo tres veces por semana, aunque es mejor a diario.

Si tiene algún problema de corazón o de circulación, es indispensable que consulte a su médico antes de comenzar una rutina de entrenamiento. Olvídese de las pesas, ya que es posible que, gracias al deporte, aumente de uno a dos kilos, puesto que la grasa liviana se quema y se reemplaza por los músculos más pesados. Sin embargo, esto afectará su cuerpo de manera positiva, ya que, por ejemplo, sus caderas se verán más delgadas y más firmes. Además, es nuestra masa muscular la que gasta 90 % de las calorías ingeridas por medio de alimentos, así que tiene sentido aumentar nuestra masa muscular, ya que esto también aumenta la cantidad de calorías quemadas.

La actividad física también se hará evidente en su peso. Para muchos de nosotros, mantener nuestro peso es un motivo de estrés. Al trabajar en el área aeróbica, el cuerpo quemará grasa para producir más energía, lo cual muy pronto se notará en su figura.

Al comienzo de una dieta se baja peso, básicamente, por la deshidratación. Más adelante, se reducirá la masa muscular, es decir, justamente el tejido que más calorías quema. Esta es la razón por la que después de una dieta es tan fácil volver a subir los kilos perdidos tan rápidamente.

Olvídese de las dietas, mejor opte por una
alimentación sana y practique deporte.

Así que mejor olvídese de las dietas, coma saludablemente y practique deporte. En resumen: por medio de la práctica de deporte regular, activa su metabolismo, aumenta su masa muscular y con esto la quema de grasa. Su cuerpo estará más firme, reforzará su bienestar personal y le ayudará a reducir su nivel de estrés.

AYUDA POR MEDIO DE LA AUTOAYUDA

Para muchas personas que padecen de tinnitus, los grupos de autoayuda han dado muy buen resultado. Allí se reúnen personas con problemas o enfermedades similares para intercambiar experiencias. Seguramente, a menudo se siente incomprendido por la mayoría de las personas a su alrededor, mientras que en el grupo encontrará comprensión y podrá hablar libremente sobre su problema, y muchas veces hallará una ayuda concreta.

¡Tome el primer paso y vaya a un grupo de autoayuda! Notará que de un momento a otro no está solo con su tinnitus, ya que todo el grupo sabe qué, le está pasando a usted. Muchos le podrán dar consejos y también podrá ayudar a otros.

Por supuesto, este trabajo en grupo no es para todos. Requiere sinceridad y capacidad para abrirse ante un grupo de personas, en un comienzo, extrañas. Pero muchos de los afectados confían ciegamente en ellos y, gracias a su gran éxito terapéutico, estos grupos de apoyo están siendo reconocidos por la medicina. Para las personas que esquivan a estos grupos, la mejor opción es la terapia personal, aunque una terapia no excluya a la otra.

¿QUÉ HAY DE LA FAMILIA?

Es sumamente difícil, para una persona no afectada, imaginarse la problemática del tinnitus. ¿Cómo podría? Una persona no afectada apenas se puede imaginar lo que pasa en su cabeza, cómo suenan los sonidos, cómo es su sufrimiento personal.

La próxima vez que sea molestado por los ruidos en el oído, intente transmitirle a su familia la clase y la calidad de los sonidos, comparándolos con otras fuentes de sonido, como el motor de una moto, una tetera o cualquier otro sonido perceptible por ellos que se asemeje a su tinnitus. Al menos podrán empezar a entender lo que le está pasando en ese momento.

Dígale claramente a su familia qué le molesta y qué lo alivia. A lo mejor la música le puede parecer sumamente molesta o el sonido del teléfono lo vuelve loco, mientras que para sus familiares son sonidos cotidianos.

Deje en claro que ahora a lo mejor le gustaría pasar un poco más de tiempo consigo mismo, si cree que esto le haría bien. Al comienzo, seguramente tendrá la necesidad de hablar de forma constante sobre los sonidos. Pídales a sus familiares que sean comprensivos con esto y que le presten atención.

Pero cuidado: llega un punto en el que es mejor que no se le recuerde el tinnitus. A lo mejor, su familia le preguntará sobre su tinnitus justo cuando haya logrado no pensar en ello. Y, precisamente por esta pregunta, recordará que el sonido sigue ahí. Esta situación requiere mucho tacto. Lo mejor es hablarlo abiertamente, de modo que todos sepan con exactitud cómo tratar la situación.

COMPLEMENTOS

BIBLIOGRAFÍA

A continuación, encontrará más guías que pueden ser de ayuda para los afectados de tinnitus; luego, presentaremos libros especializados que abordan el tema de forma más profunda, para los interesados.

Guías

A. Cramer: Tinnitus. Wirksame Selbsthilfe durch Musiktherapie. Trias, 2008.

E. Biesinger: Tinnitus: Extra: Klänge und Musik für besseres Hören. Audio CD. Trias, 2007.

J. Sandmann y otros: Tinnitus: 100 Fragen – 100 Antworten. Ein Ratgeber für Betroffene. Akademos, 2007.

Frank E. Callies: Der Tinnitus Helfer. Retraining Therapie. Die neue Form der Selbsthilfe. Mit CD-Rom für PC und CD-Player. Humboldt, 2004.

G. Hesse / H. Schaaf: Tinnitus: Leiden und Chance. Profil, 2004

E. Biesinger: Die Behandlung von Ohrgeräuschen. Ursachen erkennen und ausschalten. Die besten Therapien für Akut- und Langzeitbehandlung. Trias, 2002.

M. Holl: Tinnitus lindern. Vorbeugung, sanfte und nachhaltige Heilung. Ein Selbsthilfeprogramm. Oesch, 2002.

Libros técnicos

H. Feldmann y otros: Tinnitus. Grundlagen einer radikalen Diagnostik und Therapie. Thieme, 2002.

G. Goebel y otros: Ohrgeräusche. Psychosomatische Aspekte des komplexen chronischen tinnitus. Vorkommen, auswirkungen, diagnostik und Therapie. Urban und Vogel, 2002.

Th. Altrock: Tinnitus-Behandlung mit Homöopathie und Aku-
punktur. Mit einem Repetitorium der tinnitus-Symptome.
Haug, 1998.